DEUXIÈME VOLUME.

DES BAINS DE MER.

> Tous les corps de l'univers peuvent agir les uns sur les autres ; de tous les animaux, l'homme est celui que l'application fortuite ou raisonnée de ces différents corps, peut modifier le plus souvent et le plus diversement.
> CABANIS.

> On accuse un moyen thérapeutique de n'avoir pas guéri, ou d'avoir même aggravé le mal. Le plus souvent, on devrait tenir compte, avant tout, de la manière dont il a été administré.
> L'AUTEUR.

OUVRAGES DU MÊME AUTEUR :

Précis sommaire sur le *Choléra morbus épidémique.* — Deuxième édition. — Paris, 1832.

Essai sur l'*Éclampsie*, ou convulsions de la première enfance. Thèse inaugurale. — Paris, 1833.

Propositions de *Chirurgie-Pratique.* Thèse inaugurale. —Paris, 1834

CAEN, IMP. DE CH. WOINEZ.

DES
BAINS DE MER.

GUIDE
MÉDICAL ET HYGIÉNIQUE DU BAIGNEUR.

OUVRAGE DIVISÉ EN QUATRE PARTIES :

Ire PARTIE. ÉTUDES. — Considérations sur les bains en général — sur la mer — et sur les bains de mer en particulier.
IIe PARTIE. APPLICATIONS. — Préceptes spéciaux relatifs aux bains de mer et à la manière de les prendre.
IIIe PARTIE. HYGIÈNE. — Hygiène spéciale du baigneur. — Distractions et amusements aux bains.
IVe PARTIE. VARIÉTÉS — Accidents des bains de mer. — Collection et préparation des hydrophytes. — Chasse et préparation taxidermique des oiseaux de mer. — De la submersion. — Premiers secours à donner aux personnes asphyxiées par cette cause.

PAR

M. J. LE CŒUR (DE CAEN),

Docteur en médecine et Docteur en chirurgie de la Faculté de Paris, Professeur-adjoint à l'école préparatoire de médecine de Caen, Chef des travaux anatomiques à la même école, Médecin du dispensaire de la ville de Caen, Conservateur du dépôt de vaccin pour le département du Calvados, etc., etc.

DEUXIÈME VOLUME.

IIIe ET IVe PARTIES.

PARIS.		CAEN.
LABÉ, ÉDITEUR, libraire de la Faculté de médecine, place de l'Ecole-de-Médecine, 4, ancienne maison BÉCHET.	Chez	L'AUTEUR, rue des Quais, 58. E. RUPALLEY, libraire, rue Saint-Jean, 21.

1846.

TROISIÈME PARTIE.

HYGIÈNE.

HYGIÈNE SPÉCIALE DU BAIGNEUR.

DISTRACTIONS

et

AMUSEMENTS AUX BAINS.

TROISIÈME PARTIE.

HYGIÈNE.

CHAPITRE PREMIER.

AVERTISSEMENT. — DIVISION. — PLAN.

Bien des considérations dans lesquelles nous avons dû entrer dans nos deux premières parties, nous donneront la possibilité d'être fort bref sur certains points que nous aurons à traiter : souvent il nous suffira de renvoyer le lecteur à ce qui aura déjà été dit ; bon nombre des questions d'hygiène qu'il nous faudra examiner ici, en ce qu'elles peuvent avoir de rapports et d'applications aux bains de mer, ayant trouvé leur place dans les deux premières parties de notre division générale.

Nous ne nous arrêterons donc simplement qu'aux détails qui, jusqu'à présent, n'ont pas été indiqués par nous, et nous nous restreindrons d'une manière absolue dans les seuls préceptes d'hygiène, jusqu'ici non traités, qui peuvent intéresser, d'une manière prochaine et immédiate, celui qui, pendant un temps plus ou moins long, va sur un littoral pour y retrouver la santé, et qui peuvent aussi venir en aide à l'action des bains; et encore ne nous en occuperons-nous que d'une manière aussi rapide et aussi succincte que possible.

Nous prévenons nos lecteurs que nous passerons en revue ces différents points, suivant l'ancienne classification du professeur *Hallé,* qui du reste était aussi celle de *Galien* et de *Boërrhave.* Elle satisfait, selon nous, à toutes les exigences du plan de notre travail, et nous offre une répartition plus facile, plus méthodique et plus courte de la matière qu'il nous reste à développer.

Celle adoptée par *Tourtelle;* celles plus récentes

encore, suivies dans leurs traités par M. le professeur *Rostan* et notre honorable compatriote *Charles Londe*, bien qu'excellentes en elles-mêmes, pour celui qui veut étudier à fond l'hygiène appliquée aux circonstances usuelles de la vie, auraient pour nous le désavantage de nous entraîner beaucoup trop loin et de nous faire souvent sortir de notre sujet. Cette raison seule nous a empêché de les prendre pour guide de notre division, tandis que celle que nous avons cru devoir suivre jalonne, d'une manière beaucoup plus exactement limitée, la route que nous avons à parcourir.

Voici donc dans quel ordre nous traiterons les différents points relatifs à l'hygiène du baigneur.

I. Sous le titre de CIRCUMFUSA, ou choses environnantes, première classe de *Hallé*, nous parlerons de :

1° L'air atmosphérique du littoral ;
2° Des matières qui y sont dissoutes ou disséminées;
3° De l'exposition de la plage ;
4° Du sol de la plage ;
5° De l'habitation ;
6° De la température ; — Ses changements naturels.

Le lecteur voit déjà que presque toutes ces questions ont été, en leur lieu et place, en partie examinées.

II. Dans la deuxième classe, APPLICATA, ou choses appliquées à la surface du corps, nous aurons à nous occuper :

1° Des vêtements ordinaires en général ;
2° De l'application de la laine sur la peau ;
3° De la coiffure ;
4° De la chaussure ;
5° Des vêtements de bain ;
6° Du lit ;
7° Des cosmétiques ;
8° Du soin de la chevelure ;
9° Du massage ;
10° Des frictions ;
11° Des onctions ;
12° Des applications médicamenteuses externes.

III. La troisième classe, INGESTA, ou choses destinées à être introduites dans le corps, par les voies alimentaires, nous portera naturellement à parler *du régime alimentaire en général, des aliments et des boissons.*

A. *Aliments.*

1° Aliments animaux ; — Des viandes.
2° Des poissons ; — Coquillages. — Mollusques.
3° Des aliments végétaux ;

4° Des fruits;

5° De la préparation des aliments; — Des assaisonnements.

B. *Boissons.*

1° De l'eau pure;
2° Des infusions aromatiques aqueuses;
3° Des bouillons;
4° Des liqueurs fermentées, légèrement acides et alcooliques;
5° Des liqueurs alcooliques;
6° Des remèdes de précaution non évacuants.

IV. La quatrième, comprenant toujours, suivant *Hallé*, les EXCRETA, ou choses destinées à être rejetées hors du corps, nous obligera à dire un mot des diverses évacuations naturelles :

1° Continuelles;
2° Journalières;
3° Périodiques;
4° Extraordinaires et irrégulières;
5° Artificielles; — Emissions sanguines.
6° Médicamenteuses; — Lavements. — Purgatifs. — Emétiques.

Des raisons de moralité et de convenance nous

forceront à passer sous le silence plusieurs de ces objets, ou à n'en toucher que quelques mots.

V. Les GESTA, cinquième classe, ou actions et fonctions qui s'exercent par le mouvement volontaire des muscles et des organes, nous feront nécessairement entrer dans quelques aperçus au sujet

1° Des veilles;
2° Du sommeil.

A. *Des exercices actifs.*— *Locomotion ou mouvement général*, et nous aurons à examiner les différents actes :

1° De la promenade;
2° De la pêche;
3° De la chasse;
4° De la danse;
5° De l'escrime; — Maniement du bâton; Escarpolette, etc.;
6° Des exercices partiels de quelques organes.

B. *Des exercices passifs.*

Promenades en barque sur mer.

C. *Des exercices mixtes.*

Il nous faudra, pour en finir avec ces considérations variées, parler aussi, à cette occasion, du repos absolu et du repos actif, et, à ce sujet, nous aurons à passer en revue et à énumérer les divers amusements et distractions du baigneur qui peuvent rentrer dans ces catégories, nous reservant de donner, dans notre quatrième partie, des notions spéciales sur quelques unes d'entre elles.

VI. Enfin, dans notre sixième et dernier chapitre consacré à l'hygiène, chapitre qui aura trait aux PERCEPTA, ou fonctions et impressions qui dépendent de la sensibilité et de l'organisation des nerfs, nous parlerons :

Du sentiment des besoins physiques.

Nous jetterons un coup d'œil, seulement, sur ceux :

1° De la faim ;
2° De la soif ;

et terminons nos aperçus hygiéniques, en disant un mot *de l'exercice des sens externes et des sensations.*

Telle est, en résumé, la marche que, dans un très court développement de chacune de ces divisions, nous nous proposons de suivre.

CHAPITRE II.

PREMIÈRE CLASSE.

I. CIRCUMFUSA. — CHOSES ENVIRONNANTES.

Nous avons en partie exposé tout ce qui a rapport à ce sujet, sous le point de vue des bains de mer, en divers endroits de cet ouvrage. Nous nous bornerons à ajouter, sur ces différents objets, les réflexions suivantes :

1° Air atmosphérique du littoral.

Il est toujours là, plus frais, plus renouvelé qu'en tout autre lieu, rien ne portant obstacle au libre cours du vent. Il est d'autant plus vif que la plage ne sera pas, à une certaine distance, abritée par des montagnes, des escarpements de rochers ; qu'elle se trouvera située à le pointe d'un promontoire, et non enclavée dans une sorte de golfe.

Il se fera encore d'autant mieux sentir que les vents souffleront de la mer, leur passage sur les flots leur faisant subir un abaissement de température et augmentant leur fraîcheur ; mais aussi, il sera dans ces circonstances plus salutaire, étant saturé d'une humidité saline qui ne peut manquer de se déposer sur les parties en contact avec elle, et qui de plus sera absorbée à l'intérieur à chaque inspiration.

2° Matières qui sont dissoutes ou desséminées dans l'air atmosphérique.

Il en a été question dans différents chapitres de ce traité, entre autres chapitre XXXI, première partie, et chapitres VIII et XVI, deuxième partie. Nous y renvoyons le lecteur.

3° Exposition de la plage.

Nous ajouterons, à ce que nous avons dit à ce sujet, chapitre X, première partie, que le baigneur devra choisir, autant que possible, la plage sur laquelle il ira prendre ses bains, abritée du souffle si pernicieux des vents directs de l'est et du nord-est.

Non seulement l'homme, mais encore les animaux eux-mêmes, en ressentent les funestes influences, à tel point que leur action est en quelque sorte consacrée, chez les Anglais, par un vieil adage populaire qui, si j'ai bonne mémoire, est le suivant :

> The Wind in the East,
> Is good for neither man, nor beast,

et traduit de cette manière en vieux français :

> Il ne convient pas le vent d'*Este*,
> Ni à l'homme, ni à la *beste*.

Ces vents, en effet, nous arrivent, dans nos latitudes, directement des vastes savanes et des steppes glacés de la Sibérie et des pays du nord. Pour parvenir jusqu'à nous, il n'ont eu que peu, ou même pas de mers à traverser ; aussi leur aridité, n'étant tempérée par rien, sont-ils secs, brûlants ; dessèchent-ils l'épiderme ; enlèvent brusquement à la peau une partie de ses fluides perspiratoires ; modifient, le plus souvent, sans qu'on sache trop de qu'elle manière, toutes les fonctions électro-vitales ; déterminent un état de malaise et de souffrance vagues; et sont-ils, en somme, de tous, les plus préjudiciables à la santé.

Et qu'on n'aille pas traiter de chimères les assertions que j'émets ici ; j'ai vu des personnes, désireuses de prendre des bains de mer, habiter pendant plusieurs semaines une plage, et être forcées de la quitter par suite du malaise incessant qu'elles y ressentaient. Ces mêmes personnes venaient-elles, à quelques jours delà, s'installer sur une autre côte qui ne se trouvait plus exposée au même orient que la première, les accidents qu'elles y avaient éprouvés se dissipaient, le bien-être reparaissait chez elles, l'appétit avec lui, sans qu'elles eussent rien fait d'ailleurs pour remédier à la perturbation fonctionnelle qu'elles avaient subie.

4° **Du sol de la plage.**

Nous avons dit, à ce sujet, ce qu'il était indispensable d'apprécier et de connaître, dans les chapitres X et XI de la première partie ; nous n'y ajouterons rien de plus.

5° De l'habitation.

Le chapitre XIV de la première partie contient, au sujet de son choix, la pluralité des enseignements nécessaires. Nous y ajouterons, néanmoins, quelques considérations.

Le malade qui recourra aux bains de mer devra, autant qu'il lui sera loisible, choisir un logement ayant ses ouvertures à deux orients différents et opposés, savoir : sur la mer et sur les terres, pour pouvoir, à son gré, et sans sortir de chez lui, recevoir l'influence de telle ou telle aire de vent, suivant l'état accidentel de sa santé et l'impression atmosphérique que reclamera la modification journalière et passagère de son organisme, ou même simplement selon les vicissitudes de l'atmosphère.

Ceci s'adresse surtout à ces personnes très nerveuses et très impressionnables, à ces femmes délicates, véritables sensitives qu'un rien émeut physiquement et affecte de même, et pour la santé desquelles les causes les plus légères, et inappréciables pour le plus grand nombre, produisent réellement, et d'une manière presque instantanée, les plus douloureux effets.

6º Température. — Ses changements naturels.

Rien n'est variable, au bord de la mer, comme la température atmosphérique. Elle est, ordinairement, toujours d'un à deux degrés, et même davantage, plus basse sur le littoral que dans l'intérieur des terres. Les causes, nous les avons dites ailleurs.

Plusieurs circonstances périodiques y viennent encore modifier cette température, et cela souvent de la manière la plus brusque : ainsi les mouvements bi-diurnes d'intumescence et de détumescence de la mer sont une des causes les plus appréciables, et en même temps les plus constantes de ces variations.

Le moment où le frais se fait le plus vivement sentir est, en général, le matin et le soir; il n'y a là rien de bien surprénant; l'éloignement plus grand, à ces instants, du soleil à l'horizon, en rend facilement compte; mais le mouvement d'intumescence de la mer agit encore d'une manière tout à fait sensible sur l'abaissement de la température de l'air.

Dès que la période *du flux* arrive, à quelque heure

de la journée qu'elle ait lieu, on peut être certain que l'atmosphère fraîchira, et cette sensation de fraîcheur sera d'autant plus appréciable que, quelques heures auparavant, la chaleur atmosphérique était plus élevée.

Le moment de la basse mer sera, au contraire, celui pendant lequel l'impression de fraîcheur sera la moins prononcée.

Cette particularité s'explique bien, suivant moi, par l'échauffement du sable à la marée basse, au moyen des rayons solaires, ou simplement de la chaleur atmosphérique, si le soleil est voilé par des nuages, et par la répercussion, la sorte de réfraction qu'il exercera sur ces mêmes rayons calorifiques.

On conçoit que cette cause doit cesser aussitôt qu'une nouvelle masse d'eau a envahi la grève, le liquide, absorbant sans les réfracter, ou au moins en ne les réfractant que d'une manière à peu près insensible, les rayons qui émanent du foyer de chaleur.

C'est au moyen des *Applicata*, que tout à l'heure nous allons passer en revue, que l'habitant de la plage pourra se préserver de ces diverses influences, jusqu'à un certain point nuisibles à la santé.

CHAPITRE III.

DEUXIÈME CLASSE.

II. APPLICATA. — CHOSES APPLIQUÉES A LA SURFACE DU CORPS.

I° Vêtements ordinaires en général.

L'air de la mer étant, ainsi que nous venons de l'établir, plus frais que celui de l'intérieur des terres, et sujet à de fréquentes et brusques variations, l'habitant momentané de la plage, qui n'est pas aguerri à toutes ces vicissitudes, pourrait en éprouver de fâcheuses atteintes.

Il devra donc chercher à s'y soustraire, et fera tout ce qui sera en son pouvoir pour qu'elles passent inaperçues sur son organisation.

Il se couvrira de vêtements plus chauds qu'il ne le ferait en tout autre lieu.

Il est bien rare que la même toilette, toute idée d'élégance et de coquetterie à part, puisse servir pour toute la journée; presque toujours on est obligé d'y ajouter certaines pièces de vêtement, ou de les retrancher, suivant la température de l'atmosphère.

Les vêtements les meilleurs à porter au bord de la mer sont, en général, ceux en tissu de laine, de finesse et d'épaisseur variable, suivant le degré de chaleur que l'on veut obtenir et conserver sur le corps; et il n'est personne qui ne sache qu'il en est qui, par la ténuité de leur trame, peuvent rivaliser avec celle des étoffes de coton ou de fil, ne sont guère plus lourds et plus fatigants à porter que ces dernières, et pourtant ont néanmoins la propriété de conserver un peu mieux le calorique du corps, en vertu de leur peu de conductibilité.

Le vêtement en étoffe de laine a, sur les autres, la propriété, contrairement à l'idée généralement admise, de sécher plus rapidement, s'il vient à être mouillé ou simplement humecté par l'eau, et les petits accidents de ce genre sont très fréquents au bord de la mer. Il offre aussi au vent un peu plus de résistance, se drape mieux, et a pour les promeneuses l'avantage, dans le cas où celui-ci souffle avec quelque intensité, de ne pas autant modeler leurs formes, et de reprendre de lui-même plus facilement sa place.

Bien qu'il ne se rattache pas directement à l'hygiène physique, cet avertissement ne paraîtra pas déplacé ici.

Le vêtement devra aussi être coupé de telle façon qu'il laisse le moins possible de parties exposées au contact de l'air et à l'action des rayons solaires, sans quoi les coups de soleil, la coloration brune de la peau ne feront pas faute aux personnes qui négligeraient ce soin, et ces inconvénients seraient bien capables de courroucer beaucoup de jolies baigneuses contre les bains de mer.

Ainsi, les robes décolletées ou à manches courtes devront-elles être répudiées, alors même que cela devrait leur faire commettre une infraction aux lois si puissantes de la mode.

Pour les promenades du matin et du soir, les robes que je proscris seraient d'ailleurs trop froides, et pour celles du midi elles exposeraient au *grave danger* que je signale, à moins qu'on ne parât à cet inconvénient au moyen de quelques pièces accessoires de toilette, telles que guimpes ou collerettes montantes et manches postiches.

Quant aux hommes, je pense bien, pour l'honneur de notre sexe, que ces légères considérations seront d'une trop futile importance pour qu'ils s'y arrêtent un instant.

Pour les promenades du soir, il sera toujours bon de se munir d'un schall ou d'un manteau un peu chaud, la température tendant incessamment à s'abaisser de plus en plus, et le froid devenant, à ce moment, quelquefois assez piquant, même dans les jours les plus chauds de l'été, pour obliger à cesser la promenade sur les grèves, si l'on n'est pas suffisamment vêtu.

2° Usage de la laine sur la peau.

L'excitation légère que produit sur la peau le contact d'un gilet de flanelle souple et soyeuse, ne peut que venir en aide à l'action que le bain de mer doit déjà produire. Les baigneurs, valétudinaires surtout, feront bien d'en adopter l'usage.

J'ai dit qu'il devait être d'un tissu souple et soyeux; trop épais et rude, il pourrait, en effet, outrepasser les bornes de l'excitation voulue, et occasionner sur le corps un prurit trop vif, une véritable irritation continue qui se traduirait par des efflorescences, des boutons et autres phlegmasies des parties avec lesquelles il serait en rapport.

Que l'on ne perde pas de vue que la périphérie du corps se trouve déjà, par l'effet des bains, dans des conditions permanentes d'excitabilité, et qu'elle devient alors plus susceptible qu'elle ne l'est d'habitude.

Les personnes à peau fine, délicate et facilement impressionnable, pourront remplacer le gilet de peau en laine par un gilet fait d'une étoffe de coton légèrement pelucheuse, connue, je crois, des marchands, sous le nom de *Finette*.

3° Coiffure.

Les grèves sont, en général, exposées en plein à l'ardeur du soleil, et n'offrent, le plus souvent, aucune espèce d'ombrage, à moins qu'on n'appelle ainsi l'ombre projetée accidentellement, et seulement encore à certains moments de la journée, selon leur orient, par les falaises ou les escarpements de la côte; et beaucoup de côtes n'en offrent même pas. Le baigneur ne devra donc compter que sur les moyens qu'il pourra s'ingénier pour se garantir de l'action trop vive du foyer de rayons dardant en plein sur sa tête.

Un chapeau de feutre léger, blanc, ou mieux de paille blanche, et à larges bords, est pour les hommes la coiffure préférable.

Pour les femmes, leurs chapeaux ordinaires en paille remplissent assez bien le but, sauf néanmoins pour la partie postérieure du col, que cette forme de chapeau laisse ordinairement à découvert.

Ceux en paille à larges bords uniformes, dits à la bergère, seraient assez convenables; mais ils ne vont pas à tous les âges ni à tous les visages, et doivent être laissés aux enfants et aux toutes jeunes demoiselles. Les dames peuvent remédier à cet inconvénient à l'aide d'une ombrelle ; mais il faut la tenir, et si, étant assises sur la plage, elles veulent se livrer à quelques travaux d'aiguille, ou à la lecture, une main se trouve nécessairement embarrassée. L'ombrelle n'est donc d'un usage facile que pour la promenade, et encore c'est un attirail à porter.

C'est ici l'occasion de recommander de nouveau l'usage de ces chapeaux de paille dits, *bourriches*, *cornets*, ou mieux *cottage hats, cottage bonnets*, que l'on fabrique d'ailleurs pour les élégantes en tissus de toutes les finesses et de tous les prix désirables.

Pendant plusieurs années, les baigneuses avaient généralement adopté une façon de capote dite *Jersienne*, variable quant à l'étoffe, pourtant le plus souvent en mousseline légère, mais à peu près identique pour la forme.

Cette coiffure ressemble à une capote ordinaire à grande *passe*, encadrant exactement le visage, mais terminée par derrière, et tout autour de sa partie inférieure, par une voilette ou grand bavolet tombant onduleusement sur les épaules.

A vrai dire, cette coiffure n'était pas fort gracieuse; mais, en revanche, elle avait l'immense avantage d'être légère à la tête ; de la garantir, ainsi que le visage et le col, contre le atteintes du soleil, du hâle et du vent ; d'être peu dispendieuse et facile à remplacer ; elle semblait, en un mot, remplir toutes les conditions voulues..... Ce n'était probablement pas assez, ou plutôt c'étaient beaucoup trop d'avantages réunis, pour que cette vogue lui fût continuée. Elle devait être bientôt répudiée par le monde élégant. N'a-t-elle pas, d'ailleurs, le tort immense de dater de plusieurs années, d'avoir été adoptée à peu près indistinctement par toutes femmes, depuis la prude à la mise sévère jusqu'à la lorette aux allures excentriques ; depuis l'opulente financière jusqu'à l'humble bourgeoise qui, toutes au moins, dans ce cas, avaient fait preuve de bon sens en cherchant, avant tout, le commode, et en préférant l'utile au gracieux ?

C'en était bien plus qu'il n'en fallait pour la faire proscrire.

Quoi qu'il en soit, je souhaite à nos aimables baigneuses, dans l'intérêt de leurs frais visages, que cette coiffure puisse être reprise sous l'égide de la trop inconstante déesse de la mode ; nous l'avons dit dans les premiers mots de notre préface, « cette divinité n'a jamais tort, » et ce serait là le lieu, plus que jamais, de faire l'application de cette axiome.

Qu'à défaut au moins de ressusciter la *Jersienne*, elle puisse lui substituer une autre coiffure aussi bien appropriée que l'était celle-ci à ses différents usages, et surtout qu'elle n'oublie pas de lui faire prendre en bon lieu son brevet d'élégance ou d'aristocratique originalité, si elle tient à la voir admise et portée.

Mais je m'arrête ici pour ne pas empiéter sur les droits des Herbault modernes ou des Beaudrant de nos jours, et j'abandonne ce *grave* sujet à leurs intelligences si bien appréciées par les gens comme il faut.

4° Chaussure.

Le sable sur lequel on se promène quand la mer est retirée est toujours plus ou moins imprégné d'humidité saline; les chaussures ordinaires absorbent facilement cette humidité, et le refroidissement des pieds qui en résulte peut, chez certains sujets, être le point de départ de quelques accidents. Il peut exposer, par le refoulement du sang, aux angines (maux de gorge), à quelques maux de tête, amener, en de certaines époques, une suppression chez les femmes, etc., etc.

Le meilleur moyen de se préserver de cette influence est de revêtir ses pieds de bas de laine, ou au moins de chaussons légers, de même tissu, par dessous les bas ordinaires, ou dissimulés, si on le veut, par la chaussure. Dans tous les cas, ils devront être immédiatement appliqués sur la peau; nous avons parlé ailleurs de la propriété qu'a la laine, même mouillée, de ne pas être froide dans son contact avec le corps.

Quant à la chaussure proprement dite, et j'entends par là les souliers, ou tout autre appareil les remplaçant, elle devra être de bonne qualité, autant imperméable que possible, et à semelle épaisse, pour élever un peu le pied au dessus du sol humide.

Les chaussures à forte semelle de liége, interposée à demeure entre l'empeigne et la semelle en cuir, seront les meilleures de toutes, préférables, même de beaucoup, à une semelle de liége mobile simplement glissée dans l'intérieur de la botte ou du soulier.

Les bottes ou bottines seront préférées aux souliers ordinaires, ceux-ci laissant trop facilement passer le sable et les graviers par dessus les bords du quartier.

Les chaussures seront aussi toujours choisies un peu amples, l'humidité les faisant généralement se rétrécir assez.

§ *Remarque relative aux personnes affectées de cors aux pieds.*

Une remarque que toutes les personnes affectées des cors aux pieds, et qui ont l'habitude des bains de mer, ont pu faire, c'est que ceux-ci deviennent ordinairement douloureux par l'usage des bains pris dans l'eau marine.

Cette particularité tient, sans nul doute, à l'action des principes salins de l'eau qui, agissant sur ces petits épaississements, ces petites *cornifications* de l'épiderme, les dessèche, les durcit, et rend plus pénible et plus douloureuse la pression qu'elles exercent sur les tissus sous-jacents.

Le remède sera dans l'ampleur et la souplesse de la partie qui forme le dessus de la chaussure, et dans une extirpation, ou pour mieux dire une abrasion (l'action de gratter, d'enlever couche par couche) plus souvent répétée que d'habitude de ces petites concrétions.

Les pédicures n'ignorent pas cet effet, et pendant la saison des bains ne manquent-ils pas de parcourir les établissements un peu fréquentés, sûrs d'avance que les écloppés ne leur feront pas faute, et que l'on aura recours à leur ministère.

Nous dirons la même chose des ongles; l'eau de mer augmente leur densité naturelle, les cornifie davantage, en un mot les durcit. Je ne puis mieux rendre mon idée qu'en disant qu'il semble que ces organes soient soumis, par l'eau de mer, à une sorte de tannage. Mais revenons à notre sujet.

J'ai vu certaines personnes prédisposées aux accidents dont j'ai, naguère, énuméré quelques uns (maux de gorge, maux de tête, etc.), se trouver fort bien de porter, par dessus leurs chaussures usuelles, des socques ou galoches ordinaires, ou mieux encore imperméables, en tissus de caoutchouc.

Cette précaution devra être adoptée, par ceux des baigneurs surtout qui auraient de la tendance à contracter quelques unes de ces indispositions sous l'influence du froid humide des pieds.

Elle sera surtout profitable aux enfants d'un tempérament mou, lymphatique, sujets aux engorgements des ganglions sous-maxillaires, atteints d'hypertrophie (augmentation de volume), des amygdales, ou prédisposés aux congestions cérébrales. Quelque précaution que l'on prenne, il est à peu près impossible, avec les chaussures ordinaires, de ne pas rentrer, les pieds plus ou moins mouillés, après une promenade sur les grèves, dans le moment surtout du retrait de la mer. Le sable n'est pas partout, sans qu'il y ait pour cela de fonds mouvants à redouter, également compact et résistant à tous les endroits. Ici c'est une petite source qui laisse écouler un filet d'eau ; là une petite mare, en apparence presque desséchée, mais sur l'emplacement de laquelle il suffit néanmoins du poids du corps pour faire sourdre aussitôt une certaine quantité d'eau ; plus loin ce sont des varecs que la mer a délaissés sur la plage, et qui restent imbibés d'eau marine que l'on en exprime en les écrasant lorsqu'on vient à marcher dessus.

On conçoit qu'il est bien difficile d'être dans une attention perpétuelle pour éviter tous ces petits écueils ; ce soin sera surtout impossible aux enfants qu'une sorte d'instinct maléficieux semble naturellement diriger vers tout ce qui peut leur être nuisible.

Toutes ces raisons réunies m'engagent donc à recommander la précaution de porter de la laine aux pieds, et même une double chaussure.

§ *Remarque à l'occasion du contact avec le corps des vêtements imprégnés d'eau de mer.*

Une observation que j'ai faite bien des fois sur moi-même, et que toutes les personnes qui ont vécu à la mer ont également pu faire, c'est que le contact immédiat avec la peau, même pendant un temps assez prolongé, de vêtements imprégnés d'eau de mer, et le refroidissement qui en est la conséquence, n'enrhume pas comme le ferait celui qui résulterait d'un contact analogue avec des vêtements imbibés d'eau douce ou de pluie.

Il est de fait que, dans le premier cas, le froid est fort supportable et n'a aucun des inconvénients de celui déterminé par l'eau douce, tandis que, dans le second, il occasionne un sentiment de malaise, de torpeur générale, de frisson douloureux, et peut même devenir intolérable.

L'observation prouve qu'on peut porter impunément, pendant longtemps, des habits mouillés d'eau de mer : la narration suivante en fournit la preuve. Je la puise dans le rapport du capitaine anglais *Bligh* qui, à la suite d'une révolte qui éclata parmi les matelots de son bord, fut jeté par ces misérables, avec

quelques compagnons d'infortune restés fidèles à sa personne, et abandonné à la merci des flots, dans un bateau non ponté. Il parcourut ainsi mille trois cent lieues dans l'Océan-Pacifique, exposé à de fréquentes pluies, et put enfin aborder à Batavia. Ce fut en 1815 qu'il publia l'histoire de sa pénible navigation. Voici ce qu'on y lit : « Comme je ne voyais
» aucun espoir de faire sécher nos habits, je recom-
» mandai à mes hommes de passer leurs vêtements
» dans l'eau de mer. Par ce moyen, ils se procurè-
» rent un degré de chaleur qu'ils ne pouvaient obte-
» nir lorsqu'ils étaient mouillés d'eau de pluie, et
» ils furent moins exposés aux rhumes et aux rhu-
» matismes. Je recommande la méthode que nous
» avons suivie, qui consiste à tremper les habits
» dans l'eau de mer, et à les tordre ensuite lorsqu'ils
» sont imbibés d'eau de pluie.

» C'était là notre seule ressource, et nous en ti-
» râmes le plus grand parti, car cela a plus d'ana-
» logie qu'on ne le croit avec un changement d'ha-
» bits secs. »

Ce phénomène de la persistance d'une certaine dose de chaleur, nonobstant l'humidité, peut reconnaître pour cause ou la lenteur plus grande avec laquelle se fait l'évaporation de l'eau marine, saturée qu'elle est par des sels, et par conséquent plus dense, et par suite la soustraction moins brusque du calorique naturel ; ou s'expliquer encore par l'excitation que ces mêmes sels produisent à la peau, et consécutivement l'appel du sang qu'elle occasionne dans le réseau des vaisseaux capillaires de cet organe ; en un mot, la réaction qui est le résultat de leur présence sur l'enveloppe cutanée.

Pour mon compte, j'adopte de préférence cette dernière hypothèse ; elle rentre tout à fait dans ma manière de voir. Toujours est-il que j'ai vu des marins et des pêcheurs tenir plusieurs jours la mer, leurs vêtements tout imbibés d'eau marine, sans pouvoir en changer, et sans en ressentir pour cela d'autre incommodité qu'un peu de froid très supportable d'ailleurs. Moi même, sans y être pourtant accoutumé comme ces braves gens, dont on pourrait dire que c'est l'état habituel, j'ai pu passer parfois plusieurs heures, même une partie de la nuit, occupé à la chasse ou à la pêche, dans ces mêmes conditions, et sans qu'il m'en résultât rien de fâcheux, même sans contracter de rhume ; tandis qu'un contact moins prolongé, avec des vêtements imbibés d'eau douce, avait occasionné chez moi, dans les mêmes circonstances, des accidents quelquefois assez graves et assez douloureux.

5° Vêtements de bain.

Nous avons dit à leur sujet tout ce que nous avions à dire dans les chapitres XXXVII à XLIII de la deuxième partie.

6° Du lit.

Le lit sur lequel reposera le baigneur pendant la nuit ne devra pas être trop moelleux. Du reste, les propriétaires d'hôtels ou d'appartements garnis, et les chefs d'établissements de bains, ont en général pour principe de parer à cet inconvénient. On dirait, et qu'on ne le prenne pas pour une épigramme de ma part, qu'ils ont instinctivement prévu à ce précepte de l'hygiène.

Tout le monde sait qu'une couche trop molle est une cause de débilité ; elle accélère la circulation, détermine la sueur, et occasionne ainsi une perte réelle des forces. La peau, ainsi que nous l'avons établi ailleurs, a déjà assez de tendance à l'excitation, pendant l'usage des bains de mer, pour que l'on ne fasse rien pour l'augmenter intempestivement encore.

Par la même raison, on ne devra pas se surcharger

de couvertures épaisses et pesantes, mais seulement suffisantes pour maintenir le corps à un état de douce température, et ces couvertures devront être en tissus à la fois souples et légers. Celles de coton, ou de laine tricotées, conviendront de préférence.

Le lit, ainsi disposé, occasionnera peu de sueur, et aura de plus, le cas échéant, l'avantage de moins la retenir; de sorte que le sommeil que l'on y goûtera sera doux, paisible et réparateur.

7° Des cosmétiques.

Un soin exquis de son corps ; des pratiques scrupuleuses de propreté, considérée sous tous ses points de vue, étant selon nous le meilleur des cosmétiques nécessaires à l'entretien de la santé et de la vigueur du corps, nous recommandons instamment toutes ces attentions au baigneur.

Déjà l'action quotidienne du bain de mer sera un des plus puissants auxiliaires de cette prescription hygiénique; mais elle ne suffit pas. Je ne saurais donc trop engager mes lecteurs à exagérer, s'il est possible, les soins de propreté indispensables à qui que ce soit : mais le désir que j'ai que mon livre puisse être lu indistinctement par tous, m'impose à ce sujet des réticences forcées.

Je me bornerai donc à ces quelques considérations fort abrégées.

Quant aux cosmétiques odoriférants appliqués au corps et envisagés dans leurs rapports avec les bains de mer, nous les proscrivons tous sans exception aucune. Ils n'ont, selon nous, dans ce cas, moins encore peut-être que dans les autres circonstances de la vie, aucune application hygiénique ou thérapeutique que nous sachions.

La propreté la plus parfaite est, sans contredit, le meilleur et le plus suave de tous les parfums.

8° Soins de la chevelure.

Nous en avons déjà touché quelques mots, à propos du bain de mer, chapitre LXVIII, deuxième partie; nous ne pourrions que répéter ici ce que nous avons dit à ce sujet.

Les préceptes que nous allons ajouter ne regardent, du reste, en rien les hommes qui portent, ou devraient au moins tous porter leurs cheveux coupés plus ou moins courts.

Nous nous bornerons donc à indiquer le moyen que devront employer les baigneuses après avoir cessé l'usage des bains de mer, pour achever de débarrasser leur chevelure des éléments marins qui pourraient y subsister et rendre ce bel ornement de leur être par trop hygrométrique (soumis d'une manière exagérée aux vicissitudes de sécheresse ou d'humidité atmosphériques.), pendant longtemps encore après leur retour dans leurs foyers. Quoique le contact de l'eau de mer n'altère en rien les cheveux et n'en modifie pas la couleur *naturelle*, ainsi que le pensent quelques personnes, une fois revenues dans leur intérieur les femmes laveront leur chevelure un ou deux jours de suite, avec de l'eau douce tiède, et la laisseront ensuite bien sécher, soit à l'air libre, soit en exprimant l'humidité à l'aide de linges spongieux. Ce simple soin sera le plus souvent suffisant : si pourtant elle conservait encore, après cette pratique, de l'humidité saline, elles se feraient saupoudrer la tête d'une poudre absorbante, telle que de la poudre à la Maréchale, de la poussière bien tamisée de bois vermoulu, ou bien encore de la farine grossièrement moulue de blé noir (sarrazin). Elles la laisseraient en contact, pendant une nuit, avec l'une ou l'autre de ces substances, en ayant l'attention de ne la couvrir que d'un tissu fort perméable, pour ne pas condenser la transpiration incessante du cuir chevelu, qui ne manquerait pas de convertir en une véritable colle l'amidon ou les matières glutineuses que contiennent ces différentes substances ou préparations végétales, et le lendemain il leur suffira de se peigner au peigne fin, une ou deux fois, ou de laisser ce soin à leur coiffeur ou à leur femme de chambre. Bientôt après leur chevelure sera revenue à son état naturel.

Je ne saurais trop le redire, et cela dans le but unique d'engager les baigneuses à se mouiller hardiment la tête; que les dames soient complètement rassurées sur les dangers que pourrait faire courir à leurs cheveux le contact de l'eau de mer; elle n'en altèrera en rien la qualité, le soyeux, la couleur, en un mot n'exercera sur eux aucune fâcheuse influence; elle les rend seulement, tant qu'ils seront imprégnés de cette humidité saline, plus rebelles à la volonté de la camériste ou de l'artiste capillaire, comme ces messieurs s'intitulent aujourd'hui; mais cette indocilité cessera bientôt, une fois qu'ils auront été, par les moyens indiqués, privés de l'élément qui ne les a modifiés que d'une manière tout à fait accidentelle. Je dirai même plus à ce sujet; c'est que, peut-être, en vertu de sa texture, le système capillaire est-il un des agents de l'économie qui concoure le plus à l'absorption des sels et principes que contient l'eau de mer.

Si, après le bain, les dames tiennent absolument à employer un cosmétique odorant pour parfumer leur chevelure; qu'elles usent simplement d'une eau distillée de quelques plantes aromatiques d'une senteur à leur goût ; mais, pour les corps gras et huileux, qu'elles les rejettent impitoyablement, quel que soit leur attrait pour elles ; nous en avons signalé, en autre lieu, les inconvénients.

9° Massage.

Nous avons exprimé notre opinion à son sujet, chapitre LXX ; nous n'y reviendrons pas.

10° Frictions.

Nous dirons la même chose des frictions. Que le lecteur se reporte encore au même chapitre LXX, où nous avons parlé des pratiques que l'on peut mettre en usage après le bain.

11° Onctions.

Nous les rejetons toutes; elles n'ont aucune utilité et peuvent même être nuisibles.

Nous n'entrerons pas dans leur historique ; les trop courtes lignes, si suaves et si vraies d'ailleurs, écrites à ce sujet par le professeur *Rostan*, dans son *Traité d'Hygiène*, renferment tout ce qu'on pourrait en dire. Nous y renvoyons le lecteur.

Il nous suffira d'ajouter que, conseillés avant le bain, comme l'on fait quelques praticiens, *Buchan* entre autres, dans le but de faciliter le glissement du corps ainsi lubréfié, à travers les couches de l'élément liquide, c'est enlever au bain de mer l'efficacité que, jusqu'à preuve du contraire, nous croyons devoir lui attribuer. Le propre des onctions faites avec un corps gras est de rendre les pores de la peau moins perméables à l'eau ; c'est donc s'opposer à leur action absorbante, fonction de laquelle dérive en partie, selon nous, l'efficacité des bains de mer : c'est condamner l'organisme, qui peut avoir besoin de ce moyen réparateur, au supplice de Tantale, en lui permettant de se jouer dans un milieu dont il lui est avantageux, nécessaire même d'aspirer les éléments, et en lui interdisant la possibilité d'en faire usage.

Les onctions seront donc rejetées, sauf le cas d'exanthème, ainsi que nous l'avons dit chapitre XXIII, première partie.

12° Applications médicamenteuses externes.

Je crois en avoir déjà dit quelques mots dans

un des chapitres de la deuxième partie (chapitre LXX), à propos des frictions. Le peu que nous avons à y ajouter repose toujours sur l'aptitude plus marquée à l'excitabilité que contracte l'enveloppe cutanée par l'usage des bains de mer, et par suite sur la plus grande facilité d'absorption qui se développe dans cet organe.

Quel que soit donc le genre d'application médicamenteuse externe, excitante, révulsive, sédative, à laquelle un malade croira devoir ou désirera se soumettre, qu'il ne le fasse pas sans l'avis préalable d'un ministre de la santé judicieux, éclairé et capable d'en apprécier l'opportunité et les conséquences.

Toute infraction à cette règle de prudence, toute application intempestive peut l'exposer à des accidents prochains ou éloignés, du côté de la peau, ou même d'autres organes internes, accidents qu'il sera souvent long et difficile de combattre.

CHAPITRE IV.

TROISIÈME CLASSE.

III. INGESTA. — CHOSES DESTINÉES A ÊTRE INTRODUITES DANS LE CORPS PAR LES VOIES ALIMENTAIRES.

§ *Du régime. — Alimentation en général.*

A moins d'indications spéciales, d'exigences toutes particulières, tirées de l'état des organes digestifs, qui auraient mis le médecin dans la nécessité de prescrire un régime exclusif, l'alimentation du baigneur devra être *mixte*, c'est à dire composée de substances tirées, à peu près également, du règne animal et du règne végétal. Elle sera tonique, fortifiante, sans être excitante, et, de plus, modérée. Il ne faudra pas toujours obéir à l'exagération de l'appétit que développe, chez tous en général, le séjour sur les côtes.

L'air de la mer accroissant l'énergie fonctionnelle de tous les organes, leur imprimant une sorte de suractivité, les exhalations et les pertes qui en dérivent devront nécessairement s'en ressentir et devenir plus actives, plus faciles, plus abondantes. C'est ainsi que les perspirations pulmonaire et cutanée, augmentant d'une manière notable, il doit en résulter, pour le corps, une tendance à l'affaiblissement, en raison directe des exhalations qui ont lieu par ses différentes voies émonctoires.

De là la nécessité d'une alimentation suffisamment réparatrice de la déperdition de principes intégrants que fait l'économie, pour ramener les organes et les entretenir au niveau de forces voulues, mais aussi prise en quantité raisonnable et modérée, et de nature telle que les limites dans lesquelles on tend à maintenir les fonctions, ne soient pas outrepassées, et que leur surcroît d'activité ne puisse pas dégénérer en irritation ou même en inflammation.

Les personnes valétudinaires continueront donc de suivre le régime que leur médecin croira le plus approprié à leur état général. Elles ne le changeront que quand cet état aura lui-même changé par l'usage des bains, et seulement encore sur l'avis du médecin.

Quant à celles auxquelles une alimentation particulière et spéciale n'aura pas été indiquée, elles pourront se conformer aux règles générales que nous allons tracer.

A. Aliments.

Ils consisteront surtout en viandes de toute nature, rouges et blanches; poisson de toute espèce; légumes, fruits, etc.; peu de laitage.

Examinons successivement chacun de ces sujets.

1° Aliments animaux. — Viandes.

Les viandes rouges de bœuf ou de mouton, rôties ou grillées qui, en vertu des sucs nutritifs qui y abondent, et que ce mode de préparation culinaire tend encore à développer et à concentrer dans elles, seront particulièrement recherchées. Elles ont l'avantage de nourrir bien et beaucoup, sous peu de volume, sans fatiguer, par un travail trop prolongé de digestion, l'estomac pris dans des conditions normales. Elles laissent aussi peu de résidu, la plus grande partie de leurs éléments étant alibiles. Elles feront donc, en quelque sorte, la base de l'alimentation. De temps à autre, les différents gibiers de terre et de mer seront aussi fort convenables; mais il faudra en user modérément, la grande quantité d'osmazome qu'ils contiennent les rendant échauffants. Leur chair, lorsqu'ils sont convenablement préparés, se digère, du reste, fort bien.

Nous sommes loin, assurément, de proscrire l'emploi des viandes blanches, de la volaille, etc.; mais ces sortes d'aliments étant d'une nature moins reparatrice, ou exigeant, pour le devenir au même point que les premières, d'être ingérées en quantité plus considérables qu'elles, et par conséquent nécessitant un travail de digestion plus prolongé et en rapport avec la masse alimentaire introduite, nous croyons devoir en restreindre l'usage, sinon modéré, au moins exclusif, ou pour mieux dire, l'abus.

2° Poissons, Coquillages, Mollusques.

Presque toutes les plages étant habitées par des pêcheurs, sont en général abondamment pourvues du genre d'aliments sur lesquels nous appelons ici l'attention.

Beaucoup d'entre eux sont, à juste titre, estimés des gourmets, qui profitent de leur séjour à la mer pour s'en régaler, et il est bien rare qu'un repas soit pris sur les côtes sans qu'un mets de poisson ne soit servi sur la table.

La chair de ces habitants de la mer est, *en général*, agréable, surtout lorsqu'ils sont pêchés depuis peu de temps et bien frais; la digestion en est aussi communément facile. Il y a pourtant, à ce sujet, quelques exceptions que nous ferons connaître bientôt.

Les principes qu'elle contient sont réparateurs, mais à un degré moindre que ceux de la viande, ce qui, probablement, tient à l'absence de l'osmazome.

Quand à sa propriété excitante de certains organes spéciaux, nous hésitons à nous prononcer formellement à ce sujet.

Niée par *M. Londe*, et à peu près par *M. Rostan;* admise par *Chaussier* et par plusieurs médecins voyageurs, qui se fondent sur la fécondité des peuples ichtyophages (qui se nourrissent presque exclusivement de poisson), notre autorité serait d'un bien faible poids à côté de celles de ces graves professeurs.

Si, pourtant, nous osions émettre une opinion à ce sujet, ne serait-il pas possible que les quelques traces de phosphore qu'on retrouve dans la chair, et en plus grande quantité encore dans la laitance de presque tous les poissons, n'allassent exercer leur action excitante et presque spécifique bien connue, sur les organes dont il est ici question, et ne devînt la cause efficiente du résultat que j'ai signalé?

Cette explication, toute physiologique, me paraît assez probable et donnerait, jusqu'à un certain point, gain de cause à cette assertion, contestée, d'ailleurs, ainsi que je l'ai dit, par plusieurs savants dignes de foi.

Peut-être n'est-ce tout simplement qu'un pur effet du hasard, ou bien encore les ichtyophages n'ont-ils de si nombreuses familles qu'en vertu de cette sorte de loi de la nature qui semble vouloir, sans qu'on en devine trop la raison, qu'il en soit généralement ainsi pour presque tous les gens pauvres; et l'on sait que les peuplades sauvages, que nous venons de citer, vivent au sein de la pauvreté, compagne inséparable de l'absence de toute industrie et du défaut de civilisation.

Que mes lecteurs me pardonnent cette petite digression à mon sujet; je le reprends.

Nous avons dit que tous les poissons de mer n'étaient pas digérés d'une manière également facile, bien que, généralement parlant, leur digestion fût peu laborieuse. Il en est, en effet, parmi eux, dont la chair est dense, compacte, peu albumineuse, et se rapprochant légèrement de l'état fibrineux de la viande ; de plus, l'huile grasse qu'elle contient rend même, pour certains estomacs, ces variétés plus indigestes que la viande elle-même.

Au nombre de ces dernières, nous rangerons d'abord presque tous les coquillages et crustacés marins, tels que le homard, la langouste, les diverses variétés de crâbes, de crevettes, de salicoques, etc. Les poissons, tels que l'esturgeon, l'anguille de mer, le thon, le maquereau, le rouget, etc. ; tandis que, dans la classe de ceux d'une digestion facile, nous mentionnerons, d'une manière toute spéciale, le merlan, la morue et ses diverses variétés, la sardine, le hareng, le turbot, la sole, les différentes espèces de limandes, la raie un peu avancée, c'est à dire pêchée depuis deux ou trois jours, la brême, la dorade, etc., etc., et plusieurs mollusques, tels que l'huître et la moule.

A certaines époques, pourtant, ou dans de certaines circonstances, l'ingestion de la moule peut produire, sur le corps, une éruption analogue à l'urticaire. Cet accident, à part un peu de démangeaison qu'il occasionne, n'est rien par lui-même, et est généralement de courte durée; mais quelquefois aussi il s'accompagne d'indigestion des substances ingérées, de fièvre, et peut déterminer des phénomènes assez graves.

Disons, en passant, que le meilleur moyen de les combattre et de les faire disparaître, consiste dans l'administration de quelques tasses de thé léger et peu sucré, dans chacune desquelles on ajoutera, au moment de les prendre, deux ou trois gouttes d'éther.

Il sera avantageux aussi de tâcher de provoquer auparavant le vomissement, soit avec un vomitif médicamenteux, soit en titillant l'arrière bouche et le gosier, à l'aide d'une barbe de plume, surtout si les accidents n'ont suivi que de peu de temps l'ingestion de l'aliment qui les occasionne.

Les pêcheurs font subir, à bon nombre d'entre

ces poissons, les opérations du *salage* et du *saurissage*, ou simplement de la dessication au soleil, une fois salés, pour les conserver pendant plusieurs mois.

Ainsi préparés, les propriétés alimentaires qu'ils possédaient à leur état frais disparaissent, et cette nourriture devient essentiellement excitante, irritante même, et souvent malsaine, quoique assez agréable au goût. J'engage les baigneurs à s'en abstenir, ou au moins à n'en user qu'avec la plus grande réserve.

3° Aliments végétaux.

Nous ne dirons que peu de choses à leur sujet.

Il ne faudra pas s'en nourrir exclusivement. Les éléments qui les composent sont, en général, relâchants et offrent peu de sucs réparateurs. Pris en quantité modérée, et simplement comme accessoires, ils conviennent comme tempérants de l'excitation qui pourrait résulter d'une alimentation exclusivement animale, et servent à entretenir la liberté fonctionnelle des voies inférieures. Le pain, lui-même, le premier et le plus communément usité de tous les aliments végétaux, est dans ce cas. On ne doit pas s'en nourrir exclusivement non plus, mais il doit entrer, pour moitié environ, dans la base de toute alimentation rationnellement coordonnée.

4° Fruits.

Nous dirons la même chose des fruits. Tous conviennent, comme complément du repas, pourvu qu'ils soient suffisamment murs et pris avec modération. Crus, ou cuits, ils ont une action analogue à celle des autres aliments végétaux. La cuisson leur fait perdre une partie de leur acidité.

5° Préparation des aliments. — Assaisonnements.

Les ragoûts épicés, les sauces excitantes, les préparations de haut goût qui ne doivent leurs saveurs qu'à des substances presque toutes douées de propriétés très irritantes, non nutritives, et qu'on fait entrer dans l'assaisonnement des mets, pour stimuler les appétits blasés, devront être sévèrement proscrits de l'alimentation du baigneur.

En effet, l'économie entière est déjà, pendant l'usage des bains de mer, soumise à bien assez de causes de tonicité, d'excitation réactive générale, pour qu'il ne soit pas nécessaire, et qu'il puisse même devenir dangereux, d'ajouter à celles existantes déjà d'autres causes encore d'irritation, ce que ne manquerait pas d'occasionner l'emploi toujours fâcheux, mais alors surtout, intempestif, de cette combinaison d'aromates.

Les préparations culinaires devront donc, autant que possible, être douces, onctueuses, modérément relevées en goût, et par conséquent salutaires.

Le sentiment d'appétit, d'ailleurs, que l'on éprouve en général au bord de la mer sera, pour presque tous les mets, le meilleur et le plus savoureux des assaisonnements. L'école de Salerne a dit :

Tout aliment est bon quand la faim l'assaisonne.

B. Boissons.

Les boissons seront, comme les aliments, en tout subordonnées à l'état de santé ou de maladie de celui qui prend des bains de mer, pour peu qu'il y ait dans son régime quelque indication spéciale à remplir. En l'absence de ces exigences pathologiques, leur choix restera soumis à sa volonté ou à ses habitudes antérieures.

Nous allons dire un mot sur les plus usitées, en appréciant chacune d'elles suivant son application au régime du baigneur.

1° Eau pure.

Elle convient peu pendant que l'on fait usage des

des bains. Cette boisson n'est ni assez stimulante, ni assez tonique. Elle facilite l'abondance des sueurs et entretient tout le corps dans un état de mollesse, de nonchalance, qui cesse ou ne se développe pas, si on y ajoute une certaine quantité de vin.

L'eau des puits ou citernes que l'on boit, d'ailleurs, sur presque toutes les plages, n'est pas d'irréprochable qualité. Elle est toujours, même la meilleure, un peu saumâtre, pesante à l'estomac, et n'offre presque jamais, réunies, toutes les conditions qui constituent l'eau essentiellement potable.

L'addition d'un peu de vin, ou de toute autre liqueur aromatique, ou plus ou moins alcoolique, corrige ces inconvénients. C'est pourquoi elle devient nécessaire, et je la recommande.

2° Infusions aromatiques, aqueuses.

Nous renvoyons le lecteur au chapitre LXXII, deuxième partie, relativement à leur emploi dans le but d'activer la réaction après le bain. Nous ne les envisagerons plus ici sous ce point de vue.

Les infusions aromatiques aqueuses, dont on fait le plus fréquemment usage chez nous, sont celles de thé et de café.

Loin de nous l'idée de vouloir priver absolument le baigneur, qui en a l'habitude, des jouissances qu'elles peuvent lui procurer ; seulement qu'il en use fort modérément, de la seconde surtout.

Quant au thé, en le faisant léger, se servant de thé vert coupé par moitié avec du thé noir, ou mieux encore de thé noir seul, quoique moins aromatique, en en prenant dans de justes bornes, je ne pense pas que jamais il puisse nuire. Il vient d'ailleurs si bien en aide à ces agréables causeries du soir !

Pour le café, il peut avoir ses inconvénients. Ses propriétés éminemment excitantes de tous les organes, et spécialement et d'une manière primitive de l'encéphale, de la moelle épinière, et réactivement du cœur, doivent rendre très circonspect dans son emploi, pendant l'usage des bains de mer, surtout si l'infusion est concentrée et si le breuvage offre toutes les qualités requises pour être bon, savoir : d'être fort, chaud et abondant. Plus que jamais, pendant la durée des bains, il accélèrera la circulation, agitera le système nerveux, provoquera des palpitations, des tremblements, l'insomnie, la sueur, la sur-excitation générale, surtout celle du cerveau, et pourra même, dans certaines circonstances, faire faire explosion à un véritable cortége de symptômes réellement inflammatoires. Ils durent peu, il est vrai, mais ils n'en sont pas moins pénibles.

Rarement ils se prolongent au delà de huit à dix heures.

On devra, en général, s'abstenir de café, ou au moins en prendre en quantité fort modérée, toutes les fois surtout que la température atmosphérique sera élevée, ou qu'après le bain on se sent de la tendance à une réaction un peu vive. Le café ne manquerait pas d'en exagérer les phénomènes.

3° Bouillons.

Les bouillons des diverses viandes, plus ou moins concentrés, conviennent à merveille, nous dirions presque à tous, et dans tous les cas : nous ne pouvons qu'en recommander, sans aucune espèce de restriction, l'usage.

Ils seront utiles surtout aux personnes chez lesquelles la digestion d'aliments solides est ordinairement lente, et que l'heure trop rapprochée de l'instant de la marée propice au bain empêcherait d'avoir le temps de digérer un repas substantiel avant le moment de se mettre à l'eau.

L'ingestion d'un ou de plusieurs bouillons s'opposera à ce que leur estomac ne souffre, remontera leurs forces et ne les exposera, alors même qu'elles prendraient leur bain peu d'instants après, à aucun des accidents qu'aurait entraîné pour elles l'emploi d'aliments solides.

J'en excepte toutefois les bouillons dits *à la minute*, que l'on prépare en faisant dissoudre dans de l'eau chaude une tablette de prétendu bouillon solidifié qui, en somme, n'est qu'une masse de gélatine plus ou moins convenablement aromatisée.

Cet aliment liquide n'est pas réparateur, est d'une digestion difficile et ne nourrit pour ainsi dire pas ; il peut même, par un usage répété, occasionner une perturbation des fonctions gastro-intestinales.

Je renverrai, du reste, ceux qui voudraient, à ce sujet, de plus amples renseignements, au rapport fait à l'académie des sciences, dans la séance du 2 août 1841, par *M. Magendie*, sur l'emploi de la gélatine animale comme aliment.

Dans ce rapport est consignée l'analyse d'un mémoire qu'au mois de juin 1831 j'avais présenté sur cette question, et dans lequel, par suite d'expériences entreprises sur moi-même, j'étais loin de donner des conclusions favorables à ce genre d'alimentation.

On trouvera ces documents dans tous les journaux scientifiques de cette époque, entre autres dans la *Gazette des Hôpitaux* du 17 août 1841, n° 99, tome III, deuxième série, au compte rendu de l'Académie des sciences.

Je n'en aurais pas parlé si, récemment encore, il ne m'était arrivé de rencontrer une famille qui attache à ce bouillon, ainsi instantanément préparé, les plus grandes vertus alimentaires.

Je veux bien que, pour des personnes qui voyagent, il puisse être commode d'avoir, presque aussitôt qu'on le désire, une tasse de consommé ou soi-disant tel, sans guère plus de soins qu'on n'en prendrait pour la préparation d'une infusion quelconque ; mais il faudrait, avant tout, que sa qualité répondît au titre qu'on lui donne.

Je n'admets comme bouillon bon, réparateur, et facilement digestible, que celui qui résulte de l'ébullition plus ou moins prolongée dans l'eau, en proportion voulue et selon les principes culinaires, qui eux aussi ont bien leurs mérites, d'une viande quelconque qui cède ainsi au liquide ceux de ses sucs et éléments qu'elle est susceptible de lui abandonner, et que l'économie s'assimile d'autant plus facilement qu'ils y sont mieux tenus en dissolution.

4° Liqueurs fermentées, légèrement acides et alcooliques.

Prises dans les justes bornes que prescrit une sage tempérance, ces liqueurs viendront, par leur tonicité, la stimulation et l'énergie qu'elles impriment aux fonctions de l'organisme, et par le sentiment de bien-être, de douce chaleur qui est le résultat de leur emploi, puissamment en aide à l'action des bains de mer. Aussi, recommandons-nous au baigneur, pendant et à la fin du repas, l'usage d'un vin généreux, pur et en quantité proportionnelle et relative au degré de tolérance de ses organes.

Le vin blanc ou mieux rouge étendu d'eau, le cidre, la bière, seront les liqueurs auxquelles on donnera la préférence comme boisson usuelle pendant le repas. Elles étanchent bien la soif, aident à la dissolution des particules alimentaires, activent la sécrétion du suc gastrique, favorisent aussi celle des urines, et ne portent pas autant à la transpiration cutanée que les liquides purement aqueux. Elles présentent, en un mot, tous les avantages hygiéniques nécessaires au libre et salutaire accomplissement des fonctions digestives.

5° Liqueurs alcooliques.

Nous pourrions répéter, à leur sujet, une partie de ce que nous venons de dire du café, par rapport à l'excitation générale qu'elles déterminent, et en admettant encore qu'elles n'aient été prises qu'en des quantités trop faibles pour provoquer l'ivresse ou même l'échauffement, premier degré de cette perturbation fonctionnelle.

Tout le monde sait que les liqueurs alcooliques ont aussi une action spéciale sur le cerveau; elles l'excitent d'abord, puis, si on en augmente la dose, et si l'on en continue l'usage, bientôt après elles le stupéfient, amènent un état d'engourdissement comateux auquel succède, une fois même qu'il est dissipé, un sentiment de débilité et de prostration générale de tous les systèmes.

Leur action diffère en cela de celle du café qui, lui, excite, surexcite, mais ne stupéfie jamais, et éloigne au contraire la disposition et la propension à l'abattement et au sommeil. De plus, les alcooliques, en vertu de leurs principes, de la manière dont ils sont absorbés par le système veineux, de la rapidité avec laquelle ils sont portés dans le torrent de la circulation et rejetés, en partie, par les voies émonctoires de l'enveloppe du corps, prédisposent encore celle-ci, déjà stimulée par l'effet des bains de mer, à une transpiration plus abondante, et peuvent devenir ainsi une cause active et déterminante d'épuisement et de débilité.

Nous engageons donc le baigneur à éviter tout abus de ce genre; et si parfois il lui arrivait de s'oublier et de se laisser aller à quelque excès de table, en aliments solides ou liquides, avec les conséquences qu'entraînent après eux ces excès, pendant la durée de son séjour aux bains, il suspendra ceux-ci pendant un ou deux jours après cette infraction aux lois de la tempérance. Il devra attendre que tout soit rentré dans l'ordre normal avant d'en reprendre la continuation.

Quant à l'emploi très modéré d'alcooliques, largement étendus d'eau, et pris dans le but tout physiologique d'activer la réaction, nous en avons parlé dans le chapitre LXXII, deuxième partie. Le lecteur pourra s'y reporter.

6° Remèdes de précaution non évacuants.

Les remèdes de ce genre auxquels ont le plus ordinairement recours certaines personnes, dans le but d'entretenir leur santé, sont en général des médicaments toniques, ou excitants, tels que différentes teintures ou macérations vineuses ou alcooliques, ou élixirs, comme par exemple celui de *Lelièvre*, dit *élixir de longue vie,* le vin d'absinthe, le vin antiscorbutique, etc., etc., ou autres décorés de noms plus ou moins pompeux; ou bien encore des infusions aromatiques aqueuses, de sauge, de romarin, d'armoise, d'espèces vulnéraires, de camomille, etc., etc.

Le séjour sur le littoral a par lui-même sur l'économie des résultats déjà bien assez toniques pour qu'il soit nécessaire d'y ajouter encore les propriétés excitantes de préparations le plus souvent inutiles, alors même qu'elles ne deviendront pas nuisibles, prises ainsi par habitude, sans indication, d'une manière irrationnelle et sans l'aveu d'un ministre de la santé.

Nous croyons donc agir avec prudence en recommandant, pendant les bains, l'abstinence de toute espèce de remèdes dont l'urgence d'administration ou d'application ne serait pas thérapeutiquement démontrée.

CHAPITRE V.

QUATRIÈME CLASSE.

IV. EXCRETA. — CHOSES DESTINÉES A ÊTRE REJETÉES HORS. DU CORPS.

La loi que nous nous sommes imposée de conserver, dans tout le cours de cet ouvrage, une chaste austérité de langage ; de n'y entrer dans aucune de ces considérations physiologiques qui pourraient empêcher à notre livre d'être mis impunément en toutes mains, me fait une nécessité de glisser, avec la plus grande rapidité, sur presque tous les sujets qui auraient trait à ce chapitre et trouveraient ici naturellement leur place.

Dût-il, pour mon œuvre, envisagée sous son point de vue médical, en résulter une légère lacune, je crois cet inconvénient suffisamment compensé par le résultat qu'il me mettra à même d'atteindre, en n'effarouchant et ne blessant la pudeur et la susceptibilité d'aucun de mes lecteurs, et en pouvant dire de mon travail :

La mère en permettra la lecture à sa fille.

Ce qui, entre nous, serait fort peu amusant, mais au moins sans danger pour elle.

Nous aurions donc à entrer ici dans quelques considérations sur les différentes ÉVACUATIONS.

I° Evacuations continuelles.

Nous avons vu ailleurs, et à plusieurs reprises, que, entre autres sécrétions et excrétions de cet ordre, celles de la peau se trouvent suffisamment activées par l'action du bain, et qu'il pourrait devenir nuisible de les augmenter encore par des pratiques excitantes externes ou internes.

2° Evacuations journalières.

Nous avons parlé des effets diurétiques, entre autres du bain de mer, en vertu du refroidissement du corps et de la répercussion des fluides, liquides et perspiratoires de même nature, et de ceux provoqués par l'eau marine prise à l'intérieur, en raison des principes qu'elle renferme. Il nous suffit de les signaler de nouveau ici.

J'ajouterai, quant aux autres fonctions des organes inférieurs de la digestion, qu'il n'est pas rare de voir le séjour aux bains de mer déterminer, chez beaucoup de personnes, probablement par tonicité, par échauffement, comme on le dit généralement, une assez grande difficulté dans les garde-robes.

Nous reviendrons bientôt sur ce sujet, à propos des accidents des bains de mer, et donnerons le moyen d'y remédier.

3° Evacuations périodiques.

Nous renvoyons le lecteur, ou mieux encore les

lectrices, au chapitre IX de la deuxième partie : tout ce qu'elles doivent savoir à ce sujet a été dit en ce lieu.

4° Evacuations extraordinaires — Irrégulières.

Quelques unes constituent de véritables maladies et se rattachent, ou à l'exagération, ou à la perversion de plusieurs des phénomènes dont il est question dans le chapitre auquel nous venons, tout à l'heure, de renvoyer le lecteur, dans le paragraphe précédent.

Nous n'en parlerons donc pas, parce que là où commence la thérapeutique, là doit nécessairement s'arrêter l'hygiène. Nous aborderons donc, avec toutes les réticences possibles, un autre ordre de conseils.

Nous nous bornerons à recommander aux baigneurs une grande continence dans les plaisirs de l'amour. Ils ne peuvent être pris sans une réaction manifeste sur le système nerveux. A l'excitation passagère et momentanée des organes qu'ils entraînent, succède un affaiblissement, une sorte de collapsus des forces vitales. Les baigneurs devront donc se tenir sur leurs gardes contre l'énergie inaccoutumée que les bains de mer pourront développer chez quelques uns d'entre eux, etc., etc. Mais j'arrête ici mes recommandations : en voilà déjà beaucoup trop sur ce sujet. Peut-être même eussé-je mieux fait de le taire de la manière la plus absolue.

5° Evacuations artificielles.

Elles comprennent les émissions sanguines, saignées et applications de sangsues.

Ces sortes d'émissions ne devront jamais être faites que d'après l'avis d'un médecin.

Elles pourront, dans beaucoup de cas, devenir nécessaires, indispensables même, par suite de la sur-excitation vitale imprimée à tous les organes, ou à quelques uns d'entre eux, par l'effet des bains et de la pléthore qui, souvent, en sera la conséquence; mais elles rentrent alors dans le domaine de la thérapeutique. Nous en dirons bientôt un mot au sujet des accidents qui peuvent en exiger l'emploi.

6° Evacuations médicamenteuses.

Les lavements purgatifs, les purgatifs, les émétiques doivent être rangés dans cette catégorie. Nous pourrions, à l'occasion de ces différents agents, répéter ce que nous avons dit dans le paragraphe précédent.

Le baigneur ne devra jamais y avoir recours de sa propre inspiration. Souvent, quelquefois au moins, ils pourront se trouver indiqués ; mais, je le répète, ce n'est pas à lui à juger de l'opportunité de leur administration.

Profitons seulement de la voie qui nous est ouverte pour lui rappeler que, s'il se trouve dans des conditions telles que l'emploi des laxatifs ou des purgatifs, par les voies supérieures ou inférieures, paraisse indiqué, le meilleur, le plus doux, et en même temps le plus efficace dont il pourra faire usage, sera l'eau de mer prise d'après les principes que nous avons posés dans les chapitres XXVIII et suivants de la première partie. Qu'il relise ce que nous avons écrit à ce sujet.

Quant aux émétiques, j'ai rencontré et je conçois peu de cas dans lesquels ils puissent être administrés à l'occasion des bains de mer. D'ailleurs, leur action spéciale, irritante, de l'estomac d'abord, et secondairement, par suite des efforts que nécessite l'acte du vomissement, si je puis m'exprimer ainsi, congestionnante, excitante du cerveau, d'une façon toute mécanique, devrait rendre très circonspect dans leur prescription, au moment surtout où, comme à chaque instant nous trouvons occasion de le répéter, tous les organes de l'économie ont déjà une tendance manifeste à une sur-activité fonctionnelle dont le cerveau, à coup sûr, peut revendiquer sa bonne part.

Tout ce que je puis dire, c'est que, pour mon compte, je n'ai jamais trouvé, dans une clientelle nombreuse de baigneurs assez régulièrement suivie, pendant six saisons de bains, l'indication de les administrer une seule fois.

Peut-être cela tient-il à ce que j'ai cru, toujours par les raisons dont je viens de donner un rapide aperçu, ne pas devoir jouer avec leur emploi. — Ai-je eu tort? — Je ne le pense pas. — Dans tous les cas j'en ai agi là avec réflexion, conviction et conscience.

CHAPITRE VI.

CINQUIÈME CLASSE.

V. GESTA. — ACTIONS ET FONCTIONS QUI S'EXERCENT PAR LE MOUVEMENT VOLONTAIRE DES MUSCLES ET DES ORGANES.

1° Veilles.

En tout temps, mais pendant l'usage des bains de mer surtout, il ne faut pas se livrer à des veilles trop prolongées; l'on doit se conformer, en cela, aux exigences que réclame la nature.

Si, aux causes de fatigue qu'apporte le bain chez la plupart des sujets, causes sur lesquelles nous avons longuement insisté en plusieurs endroits de notre livre, on vient encore ajouter celles de veilles prolongées; si l'on veut accomplir, par exemple, pendant les heures de la nuit que l'on devrait consacrer au sommeil, une partie des occupations auxquelles on aurait dû ou pu vaquer pendant le jour ; il est évident que ce ne pourra être qu'aux dépens du repos que l'organisme sent le besoin de goûter, et du bien-être réparateur qui doit en résulter et que rien ne saurait compenser.

II. Sommeil.

Le sommeil devra, néanmoins, être pris dans de justes limites, et le repos au lit durer six heures au moins, huit heures au plus, et, cela encore, seulement pour les individus naturellement dormeurs. On s'y livrera spécialement pendant la nuit : pourtant, à ce sujet, nous ferons une exception.

Il arrivera, chez beaucoup de baigneurs, surtout ceux chez lesquels la réaction après le bain aura été fortement prononcée, qu'une fois celle-ci entièrement parachevée, elle leur laissera un sentiment de fatigue, une propension presque irrésistible au sommeil. Cet état se traduira par de la pesanteur de tête, des bâillements répétés, et un sentiment d'abattement et de lassitude tout particulier.

A ceux-là seulement, et dans ces circonstances, nous permettrons le repos diurne, et encore pris pendant un temps très limité.

Ce besoin de dormir est le résultat de la fatigue, de l'espèce d'affaissement de l'excitabilité nerveuse naturelle qu'a déterminé le travail réactionnaire du bain, et il pourrait devenir préjudiciable à la santé de lutter contre ses exigences.

Ces cas, quoique assez rares, se rencontrent quelquefois pourtant, et il y aurait témérité à ne pas remplir cette indication de la nature. Une excitation cérébrale pourrait en résulter à la longue.

Ajoutons encore que d'autres raisons viennent souvent imposer, en quelque sorte, la nécessité de sacrifier à cette exception hygiénique. On dort communément mal pendant le séjour sur le littoral et l'emploi des bains. L'excitation générale qui résulte de leur usage et de l'action des autres causes que nous avons signalées détermine, chez beaucoup; sinon une insomnie réelle et absolue, au moins un sentiment particulier qui rend le sommeil plus léger, moins réparateur. Chez celui-ci, la cause en sera dans une sensation de prurit et de chaleur inaccoutumée à la peau; chez tel autre existera cette exaltation nerveuse générale qui réagit d'une manière toute particulière sur le système musculaire, provoque le besoin fréquent de changer de position dans le lit, de faire agir, tout en dormant, les bras et les jambes, par suite de l'agacement dont ces membres sont le siége; chez un troisième, enfin, la cause d'insomnie sera dans les divers bruissements de la mer, etc., etc., de telle sorte, qu'en somme, la nuit aura été mauvaise et fort mal employée.

On conçoit que toutes ces causes seront autant de circonstances atténuantes qui devront rendre moins sévère sur l'application des principes rigoureux de l'hygiène qui voudrait, qu'à moins de cas imprévus, le sommeil fût pris exclusivement pendant la nuit, temps pendant lequel la nature elle-même semble se livrer au repos.

III. Exercices.

Nous les diviserons en Exercices : A. Actifs; B. Passifs; C. Mixtes.

A. Exercices actifs.

Nous entendons, avec *M. Londe*, par exercices actifs, ceux dans lesquels notre corps se meut de lui-même, en totalité ou en partie, mais dans lesquels il est toujours le seul agent du mouvement.

Nous avons parlé de l'application de l'exercice actif au bain lui-même, et pendant la durée de celui-ci, chapitres L à LIV, deuxième partie. Il ne nous reste donc que quelques mots à dire sur celui que le baigneur devra prendre pendant son séjour sur le littoral, et sur les amusements et distractions, rentrant dans cette catégorie, auxquels il pourra se livrer.

§ *Locomotion ou mouvement général.*

Elle pourra consister dans la promenade, la pêche, la chasse, et dans certains exercices gymnastiques, tels que l'escrime, le maniement du bâton, l'escarpolette, debout et en imprimant soi-même à la corde de la balançoire le mouvement alternatif d'aller et de venir, par suite de l'impulsion donnée par la flexion et l'extension combinées des membres inférieurs et du tronc.

I° Promenade.

L'exercice de la promenade sera pris avant et après le bain. Avant, pour amener, sans l'échauffer outre mesure pourtant, le corps à une température telle qu'il sente une sorte de besoin de l'immersion dans un milieu frais.

Avant le bain, il sera mieux de se promener à l'ombre.

Après le bain, les personnes qui éprouvent quelque difficulté à se réchauffer pourront commencer leur promenade à l'exposition du soleil, en ayant soin de préserver, ainsi que nous l'avons dit, les parties du corps que l'ardeur des rayons solaires pourrait affecter d'une manière nuisible à la santé.

Autant qu'on le pourra, la promenade devra être faite sur le littoral, et non ailleurs, afin que les poumons et toute l'économie puissent continuer de recevoir, le plus possible, la salutaire influence de l'air de la mer.

Pour bien des personnes, le moyen de rendre la promenade en général plus intéressante, sera de lui donner un but. Celui qui aime la pêche ou la chasse pourra lui imprimer cette direction; l'amateur de botanique, de collections de coquilles, le minéralogiste trouveront à faire sur les grèves une ample moisson pour leur herbier ou les rayons de leurs armoires; aussi entrerons-nous bientôt, sur ce sujet, dans la quatrième partie de cet ouvrage, dans quelques détails plus explicites, quoique, néanmoins, tout à fait sommaires.

2° Pêche.

Cet exercice est fort amusant. La pêche que je recommande au baigneur se fait généralement à la marée basse et consiste à aller un peu au large, sur les rochers à fleur d'eau, ou mis tout à fait à sec par le retrait de la mer; soit recueillir différents mollusques qui y sont attachés, soit surprendre certains petits poissons et crustacés qui se sont attardés ou endormis sous les pierres que l'on retourne avec un croc de fer emmanché à un long bâton et disposé à cet effet; ou bien encore à écumer, avec un filet spécial, sorte de bache ou nasse peu profonde et appelée, dans certaines localités, *bourrache* par les gens de la côte, les petites mares et méandres que la mer a laissés en se retirant, et à y recueillir les différentes espèces de sauticots et de crevettes dont le goût savoureux vient ajouter un nouveau prix au plaisir qu'on a eu à les prendre.

Une recommandation bien importante que je ferai aux baigneurs qui voudront prendre cette récréation, est de ne pas se laisser emporter par son attrait, et de ne pas y oublier l'heure du retour de la marée, qui souvent pourrait, en entourant le rocher sur lequel ils pêchent, leur fermer tout accès pour revenir vers la plage.

Cette incurie, capable d'amener les conséquences les plus désastreuses, ne sera aucunement à redouter si l'on modèle sa conduite sur celle des marins expérimentés, si l'on quitte le rocher en même temps qu'eux, ou bien encore si l'on y a accédé à l'aide d'une barque qu'on aura, à la marée descendante, laissé échouer à sa surface, et dont on se servira pour regagner la terre.

De toutes, cette pratique est même la meilleure et la plus commode; elle permet de commencer la pêche plus tôt et de la terminer plus tard, et elle procure, de plus, l'avantage d'adjoindre à ce premier passe-temps celui d'une petite promenade sur mer.

Tous ces exercices sont favorables en ce sens que, pris dans les bornes relatives aux forces des individus, ils ne peuvent que développer la tonicité musculaire, agir comme fortifiants, mettre en contact, pendant un temps plus long, certaines parties du corps avec l'eau marine, et prolonger ainsi le bain et ses effets sans fatiguer autant que pourrait le faire une immersion générale.

Quant aux autres genres de pêche qui s'exécutent à l'aide de bateaux et de grands filets, et dans lesquelles on a l'espérance, souvent déçue, hélas! de capturer ce que l'on appelle du *beau poisson*, pour beaucoup de baigneurs ce ne serait plus un plaisir, mais bien un véritable travail, par la peine que l'on y prend. Ils feront donc bien de se borner à la pêche d'amateurs, d'abandonner la fatigue de l'autre aux pêcheurs de profession, et de se contenter d'acheter et de manger le butin que ces malheureuses gens auront pu faire.

3° Chasse.

De nombreux oiseaux de mer passent à chaque instant le long des côtes : des mauves au corsage blanc ou gris bleuâtre, des mouettes et des goëlands, aux pennes longues et arquées, des hirondelles de mer au vol capricieux, des pluviers, des courlis à l'allure étourdie, etc., etc., d'un nombre infini de variétés, viennent, à de courts intervalles, raser de la pointe de leurs ailes la surface des flots, s'y laisser tomber comme une masse inerte, en jettant à l'écho de la plage un petit cri glapissant, pour se relever bientôt, emportant comme pâture à leur bec un de ces menus poissons qui recherchent de préférence les bords du littoral. D'autres fois des bandes plus ou moins nombreuses de ces mêmes oiseaux fondent et s'abattent pour se reposer sur le sable et y faire curée à loisir des sauticots et des pucerons de mer qu'ils y rencontrent, et dont ils sont très friands.

Quelques unes de ces espèces de gibiers sont délicates à manger, et rôties à la broche d'abord, pour en exprimer l'huile grasse qu'elles contiennent et qui leur donne un fumet âcre et trop prononcé, puis préparées en salmis après, elles forment des mets justement appréciés des palais délicats. Mais, en revanche, et cela dépend souvent du temps, de l'aire du vent, de l'état de la mer, elles sont fort sauvages et fort difficiles à approcher à une portée convenable. Néanmoins avec de la patience, de l'habitude, de l'adresse, même parfois de la ruse, on finit presque toujours par triompher de la vigilance de quelques uns d'entre eux et par en faire tomber en son pouvoir.

On peut, d'ailleurs, soit tuer ces oiseaux au fusil, soit les prendre vivants au lacet, au filet, ou même à l'hameçon en ayant bien soin de dissimuler celui-ci sous un appât à leur goût.

Les règlements de police administrative, à juste raison sévères à l'égard de toutes les autres espèces de chasse au gibier sédentaire, prohibées comme on le sait, pendant certains temps, autorisent celle au gibier de mer à toute époque de l'année, et permettent de la pratiquer par tous les procédés possibles. Le baigneur pourra donc, s'il est amateur de la chasse, se livrer à ce plaisir, quel que soit le moment de la saison des bains qu'il aura choisi pour les prendre.

Outre les avantages directs qu'il retirera de l'action musculaire que cet exercice nécessitera chez lui, il aura encore celui de ne pas ressentir la lassitude qui en est inséparable, distrait qu'il sera de sa sensation de fatigue par le plaisir qu'il goûtera à la promenade, dissimulée de cette manière.

4° Danse.

Nous sommes bien éloignés, assurément, de proscrire cet exercice, où tant d'actions organiques, tant de sens sont en même temps mis en jeu, et qui, à tant de personnes, procure un si véritable plaisir. Nous ne voulons pas, d'ailleurs, encourir le ressentiment et mériter la disgrâce de ces nombreux entrepreneurs qui, dans presque tous les établissements de bains de mer, ont, pour satisfaire aux goûts et aux besoins de notre époque, élevé à Therpsichore des temples qu'à la fin de chaque jour viennent peupler des groupes de jolies baigneuses et d'élégants cavaliers.

Nous ferons néanmoins observer, car nous devons être consciencieux avant tout, que la danse, aux bords de la mer plus que partout ailleurs, peut devenir, par ses conséquences, un des plus funestes amusements auxquels on puisse se livrer.

C'est le soir, en effet, que le bal a lieu, et toujours, quelque chaude qu'ait été la température de la journée, l'air fraîchit à ce moment, et il est constamment, ainsi que nous l'avons établi, plus vif sur le littoral qu'en tout autre lieu. Sur-excités par les plaisirs combinés de la danse, le corps moite par suite de l'agitation à laquelle viennent de les entraîner une polka ou une walse enivrante dans un lieu où l'air et le sang sont échauffés l'un par l'autre par toutes les causes possibles, les danseurs, à une heure plus ou moins avancée de la nuit, regagnent à pied le domicile où ils ont pris séjour. En sortant de la salle de réunion, il faut s'exposer à l'air frais, humide, pénétrant de la nuit.

> Mais, hélas! il fallait, quand l'aube était venue,
> Partir, attendre au seuil le manteau de satin.
> C'est alors que souvent, la danseuse ingénue
> Sentit, en frissonnant, sur son épaule nue,
>   Glisser le souffle du matin.

En admettant qu'ils se préservent à l'extérieur, à l'aide de vêtements chauds, moelleux, des atteintes de la fraîcheur, ils ne pourront empêcher son contact immédiat avec l'appareil pulmonaire à chaque inspiration, ni s'opposer au saisissement des organes, résultant de l'introduction d'un air froid.

De là du malaise pendant le reste de la nuit, une ardeur générale inaccoutumée, un mouvement fébrile, quelquefois assez prononcé. Le lendemain, on prend son bain comme à l'ordinaire, dans cette mauvaise disposition, puis le soir on recommence à se livrer aux plaisirs de la veille; et, comme conséquence, une bronchite, un rhume, une douleur névralgique, ou rhumatismale, etc., ne tarde pas à se manifester.

> Quels tristes lendemains laisse le bal folâtre !
> Adieu parure et danse et rires enfantins !
> Aux chansons succédait la toux opiniâtre,
> Au plaisir rose et frais la fièvre au teint bleuâtre,
> Aux yeux brillants les yeux éteints.

On allait aux bains de mer pour y retrouver la santé; on en rapporte un catarrhe dont on ne manquera, du reste, jamais de rejeter la venue sur l'effet des bains plutôt que sur le bal lui-même.

L'expérience seule m'a dicté ces réflexions; le lecteur puisse-t-il en faire son profit !

5° **Escrime, maniement du bâton, escarpolette, etc.**

Tous ces exercices gymnastiques pourraient être rangés sur la même ligne. Ils jouissent, à peu de choses près, des mêmes propriétés, en exerçant presque simultanément toutes les parties du système musculaire. Nous les recommandons, dans de justes limites toujours, surtout aux baigneurs auxquels les bains de mer auraient été prescrits contre un état de faiblesse musculaire générale; l'atrophie (diminution de volume) d'un membre; un commencement de déviation dans la rectitude de la colonne vertébrale, ou dans les articulations coxo-fémorales (des hanches), par suite du défaut de synergie dans l'action des muscles et sans affection primitive de la substance osseuse elle-même.

Nous dirons, du reste, la même chose de toute espèce de gymnastique faite dans l'intervalle des bains avec les jeux variés de l'échelle, de la traverse, du trapèze, des anneaux, etc.

Tous ces exercices ne pourront, en développant convenablement les forces physiques, que venir puissamment en aide à l'action tonique des bains de mer.

6° Exercices partiels de quelques organes.

Il nous faudrait nous occuper, ici particulièrement, de l'exercice de la voix, et examiner l'influence que peuvent avoir le chant, la parole, la conversation, sur le reste de l'économie, et si cette influence peut recevoir quelque modification de l'emploi des bains de mer, et réciproquement ; mais, comme nous ne voyons aucune application directe à en faire au sujet que nous traitons, nous n'en parlerons pas.

Les exercices de ces organes spéciaux devront plutôt être considérés comme passe-temps, comme amusements des baigneurs, que comme un moyen d'action thérapeutique spécial, ou même accessoire. Ils n'agiront qu'en raison du plaisir qu'en éprouvera celui qui s'y livre, et de la distraction qu'ils lui procureront.

B. Exercices passifs.

Les exercices que nous appellerons passifs sont ceux dans lesquels notre corps, placé dans un réceptacle quelconque, est mu avec ce réceptacle par une force étrangère, et n'est plus l'agent du mouvement qu'il éprouve. Ils comprennent la promenade en voiture, l'action de la balançoire mise en branle par une puissance étrangère, et les promenades en barque.

Tous ces exercices conviennent, et les bains de mer ne doivent imprimer aucune espèce de modification à leur emploi.

Les effets des deux premiers ne diffèrent pas non plus, dans ce cas, de ceux qu'ils déterminent dans les conditions hygiéniques ou thérapeutiques ordinaires de la vie; nous ne ferons donc que les signaler, et nous ne nous occuperons que du dernier, par cela même aussi qu'il se rattache plus directement à notre sujet.

Promenades en barque.

Les promenades en barque doivent seules nous arrêter un instant.

Assurément, si une promenade de ce genre s'exécute dans une barque conduite à la rame, et que le baigneur participe au maniement de l'aviron, cet exercice devra rentrer tout à fait dans la classe des exercices actifs, ou tout au moins des exercices mixtes dont nous nous occuperons tout à l'heure ; aussi je ne veux parler que de l'impression qui résulte, sur l'économie, des excursions sur mer.

L'oscillation, le balancement du bateau sont quelquefois assez forts pour faire éprouver, à ceux qui le montent, surtout s'ils ne savent pas nager et s'ils n'ont pas un peu l'habitude de ce genre d'exercice, des mouvements de surprise et d'effroi, impressions pssagères, du reste, et qui cessent bientôt avec la cause qui les a produites. A ces émotions, qui déjà ne peuvent qu'imprimer une commotion toute morale à l'organisme, chez beaucoup viendront se joindre les effets tous physiques du *roulis* et tous les phénomènes du mal de mer, avec ses conséquences passagères aussi et peu graves d'ailleurs. Ainsi, l'abattement, le frisson, l'anxiété, les nausées, les vomissements qui, chez la plupart des sujets, ne tarderont pas à se manifester, pourront, chez beaucoup d'entre eux, agir d'une manière thérapeutique dans certaines maladies, dans les affections nerveuses surtout, l'hypochondrie, la mélancolie, par exemple, et réagir, par la secousse qu'ils auront imprimée, d'une manière favorable sur l'ensemble du mal.

Les femmes à l'état de grossesse, les anevrysmatiques, les sujets atteints de hernies difficiles à contenir, ne devront pas s'exposer à ces sortes de promenades ; les mouvements spasmodiques du diaphragme, dans l'effort du vomissement qui souvent peut en résulter, auraient l'inconvénient d'être quelquefois la cause prochaine d'accidents fâcheux qui se conçoivent de reste.

Quant aux moyens de prévenir l'invasion du mal de mer, je ne sache pas qu'il en existe de rationnel et d'éprouvé. Beaucoup ont été proposés, vantés, exploités par le charlatanisme, mais tous ont fait faute à l'attente, et je me rappelle même à ce sujet que, dans une traversée que je faisais des côtes de France à celles d'Angleterre, au nombre des passagers le plus promptement et le plus douloureusement affectés, il fallut compter d'abord la presque totalité de ceux qui, comme préservatif, avaient fait usage, aussitôt après leur entrée sur le *steam-boat*, d'un prétendu *Alexicacone* maritime, alors en grande vogue et connu, tant que je puis me souvenir, sous le nom de *Bonbons de Malte*, avec cette fameuse et effrontée légende sur le couvercle de la boîte et les prospectus : *Plus de mal de mer*.

Ceci est un fait : j'en demande bien pardon à leur inventeur ; mais je crois me rappeler aussi qu'un membre de l'Académie Royale de Médecine de Paris a été à même de faire, dans une circonstance analogue, une remarque pareille à la mienne.

Je pense que, dans ces sortes de promenades, outre les effets du *roulis,* ou plutôt du mouvement de *tangage* du bateau, le refroidissement provenant d'abord de l'inaction dans laquelle on reste généralement, puis ensuite du contact de l'air, continuellement renouvelé et rafraîchi par l'évaporation qui se passe à la surface de l'eau, n'est pas une des moindres causes prochaines de l'invasion du mal de mer, et j'ai toujours remarqué qu'un des meilleurs moyens, je ne dirai pas d'empêcher, mais au moins de retarder son apparition, est de ne pas se laisser saisir par le froid et de se vêtir en conséquence.

Les promenades en barque les plus agréables seront celles qui auront lieu dans le milieu de la journée et au moment de la chaleur. Quelle que soit généralement, en effet, dans nos pays, l'élévation de la température qui règne à terre sur la plage, celle-ci est toujours, à ce même moment, plutôt fraîche que chaude sur la mer, surtout pour celui qui, pendant la promenade, se tient dans une inaction complète, et cela par les causes que nous venons de signaler.

Il faut dire, pourtant, qu'il m'est arrivé aussi de

prendre ce plaisir à la suite d'une journée brûlante de l'été, par une soirée tiède et en compagnie de personnes ou délicates ou tout à fait inaccoutumées aux promenades sur l'eau, sans qu'aucun de nous fût incommodé par le refroidissement occasionné par l'air de la mer; mais ces cas sont assez rares, et je les regarde presque comme exceptionnels.

Dans tous les cas, on devra toujours choisir, pour ces sortes d'amusements, une journée où le temps soit calme, le ciel serein, et la mer unie et tranquille.

Avis donc aux baigneurs qui désireraient faire une excursion en mer.

De plus, qu'ils dirigent toujours, ou fort souvent au moins, leurs regards du côté de la terre, pour pouvoir reposer l'œil sur un point fixe et stable, et que, surtout, ils ne s'amusent pas à regarder l'eau fuir le long des bords de la carène de la barque qui les porte.

Ces précautions n'empêcheront probablement pas le mal de mer d'arriver; mais, je le répète, je crois, par expérience, qu'ainsi ils reculeront assez le moment de son atteinte pour s'en préserver tout à fait si leur excursion ne dure pas trop longtemps.

Quant à ceux qui veulent que le médecin ait remède

à tout, et qui demanderaient un préservatif certain contre le mal de mer, je leur répondrai : Ne vous embarquez pas, même pour une promenade de courte durée. Je ne connais pas d'autre moyen.

C. Exercices mixtes.

M. Londe donne, des exercices mixtes, la définition suivante :

Ce sont ceux dans lesquels quelques parties de notre corps entrent d'elles-mêmes en action, quoique celui-ci soit mu en totalité par une force étrangère.

Les exercices que nous appellerons *mixtes* se composent donc de deux ordres de mouvements : le premier est communiqué à l'individu par cette puissance étrangère ; le second a son principe dans l'individu même et n'est le plus souvent exécuté que pour régler le premier.

Les effets de ces exercices ne sont, en définitive, autres que ceux des deux ordres précédents réunis.

L'équitation est le plus tranché de tous ceux de ce genre; c'est même le seul dont nous aurions à nous occuper s'il devait surgir de son étude quelques considérations nouvelles qui pussent spécialement revertir à l'avantage du baigneur ; mais nous ne pensons pas qu'il en soit ainsi. Son action est la même que celle de tous les exercices possibles.

Pratiquée pendant le séjour aux bains de mer, l'équitation, envisagée d'une manière générale, sans nous préoccuper ici de l'allure que, suivant les indications ou la volonté, on imprimera au cheval, ni des effets qui doivent en résulter sur les appareils musculaire et viscéral ; l'équitation, disons-nous, n'aura pas sur les organes une action différente de celle qu'elle aurait en toute autre circonstance ; mais aussi elle ne sera pas moins salutaire qu'elle ne le serait en tout autre cas.

Nous ne prescrivons donc rien à son sujet ; on pourra s'en abstenir ou s'y livrer selon son bon plaisir, en se conformant d'ailleurs aux préceptes d'hygiène usités à propos de cet exercice, et sans l'observation desquels il peut, comme tout autre, offrir ses dangers, largement compensés du reste par ses avantages.

Nous ne dirons rien de plus sur les exercices mixtes.

IV. Repos et occupations sédentaires.

La fatigue étant un des résultats de l'action, le repos devient nécessaire après un temps plus ou moins long d'exercice : il y aura donc des moments de la journée où il sera indispensable de s'y livrer. D'autres fois, le mauvais temps ou toute autre cause individuelle ou étrangère, empêcheront de vaquer à aucun des exercices actifs, passifs ou mixtes, sur lesquels nous avons appelé l'attention du lecteur, et qui ne peuvent guère se prendre qu'au grand air. Force sera bien de rester au logis et de chercher, dans des distractions et des amusements d'intérieur, les occupations nécessaires pour ne pas laisser accès à l'ennui, le pire de tous les maux, et le triste et inséparable compagnon d'une inaction absolue.

Ce repos lui-même, à moins qu'on ne se livre au sommeil, et encore dans les seuls cas où nous l'avons autorisé au commencement de ce chapitre, devra donc être actif, autant pour éviter le marasme moral que pour ne pas trop laisser à l'imagination le temps de se replier sur elle-même. Ce sera seulement une trêve momentanée que l'on donnera aux organes de relation matérielle, et rien de plus.

A l'aide d'un passe-temps quelconque pendant le repos, le malade pensera moins à ses souffrances réelles, l'hypochondriaque à ses maux imaginaires, et n'aura pas la possibilité de s'en exagérer et d'en hâter ainsi les funestes résultats.

C'est dans ce but que la lecture d'ouvrages intéressants, le dessin, la musique, la peinture, les divers travaux d'aiguille, les ouvrages de tapisserie, de broderie, les différents jeux de cartes et autres, viendront puissamment en aide à une grande partie des hôtes passagers du littoral. Ceux que des goûts heureux et particuliers auront portés à savoir utiliser leurs promenades et leurs excursions le long des côtes, pourront y faire butin de coquilles, de minéraux, de pétrifications, de plantes marines, etc., et profiteront de ces loisirs pour les étudier, les préparer, les échantillonner, les collationner, afin de les conserver comme souvenirs de leurs pérégrinations sur les grèves.

On peut faire, avec des varecs préparés artistiquement, disposés et fixés sur le papier par des procédés spéciaux, qui ne demandent que du temps et de la patience, des herbiers fort curieux, une multitude de charmants dessins, des paysages mêmes, suivant le choix que l'on fait des plantes et la disposition qu'on leur assigne sur le réceptacle sur lequel on les fait sécher.

C'est là un amusement qui ne peut guère être pris qu'au bord de la mer, ces productions se décomposant et changeant rapidement d'aspect une fois tirées du milieu dans lequel elles vivent. Il est donc mieux, en général, de les employer fraîches.

Personne n'ignore aussi quels charmants ouvrages on peut faire, tels que fleurs artificielles et objets d'autre disposition de fantaisie, on peut composer par l'assemblage irrégulier, capricieux ou symétrique de certains coquillages.

Avec de l'intelligence, du goût et de la patience, tout le monde peut arriver à produire de ces jolis riens; et est-il un plus agréable moyen de remplir le temps, de chasser l'ennui, que de se livrer sans fatigue à des occupations capables à la fois, tout en reposant le corps, de détendre l'esprit et de laisser de ces résultats matériels que l'on a du plaisir à retrouver plus tard? C'est que quelques uns aussi rappellent parfois d'agréables souvenirs!

Nous tiendrons, du reste, bientôt, dans notre quatrième partie, la promesse que nous croyons avoir faite quelque part en ce livre, d'initier le lecteur à plusieurs des procédés particuliers à l'aide desquels il pourra se livrer avec fruit à ces sortes de petits travaux qu'il sera souvent heureux d'appeler à son aide pour lui abréger la longueur des journées et lui en dissimuler la monotonie.

On consultera, pour ces détails, les chapitres IV et suivants de la quatrième partie.

CHAPITRE VII.

SIXIÈME CLASSE.

VI. PERCEPTA. — FONCTIONS ET IMPRESSIONS QUI DÉPENDENT DE LA SENSIBILITÉ ET DE L'ORGANISATION DES NERFS.

A. Sentiment des besoins physiques.

Nous nous bornerons, dans ce paragraphe, à dire quelques mots de la faim et de la soif, voulant, autant que possible, abréger notre œuvre et ne pas la gonfler de considérations qui lui seraient totalement étrangères.

Nous prions le lecteur de se reporter, relativement à ce qui pourrait se rattacher à cette perception des besoins physiques, aux chapitres dans lesquels nous avons parlé de l'exercice, du mouvement, etc., et d'autres besoins physiques dont nous avons dû nous borner simplement à offrir le résultat.

Qu'on ne perde pas de vue que nous n'avons jamais eu l'idée d'écrire un traité complet d'hygiène, mais bien seulement d'extraire, de cette science, ce qui peut directement se rattacher, à l'application de quelques uns de ses points, aux bains de mer.

1° De la faim.

Un fait hors de conteste est celui-ci : l'activité des fonctions dépend de l'activité des organes, et l'exercice de ces derniers entraînant nécessairement des pertes, un besoin de réparation plus impérieux, en rapport avec elles, et capable de les contre-balancer, doit en être le résultat.

Si donc l'on veut bien réfléchir à tout ce que nous avons dit jusqu'ici de l'action des bains de mer, on verra que, comme conséquence physiologique, le besoin de réparation, et partant la sensation qui nous avertit de l'instant où il faut sacrifier à son exigence, devra se renouveler plus souvent et d'une manière plus intense pendant les bains qu'à tout autre temps.

Il n'est personne qui ait habité ou même visité les bords de la mer qui ne l'ait éprouvé par lui-même.

Ainsi, il n'est pas rare de voir des individus d'un appétit fort limité, dans les conditions ordinaires de leurs habitudes, dépenser, par jour, pendant qu'ils demeurent dans une localité maritime, un tiers, une moitié même, en sus, de la quantité d'aliments dont ils ont coutume de se nourrir.

La raison se déduit, d'elle-même, de tout ce que nous avons émis au sujet de l'activité fonctionnelle plus grande de tous les organes en général.

2° De la soif.

Il en est de même de la soif. Le besoin instinctif qui nous porte à désirer les fluides qui doivent réparer les pertes que nous avons subies dans nos humeurs, se fera aussi plus souvent et plus impérieusement sentir.

La cause en est dans la perspiration plus active et l'exhalation plus considérable imprimées à la peau.

Nous ne nous arrêterons pas davantage sur ces considérations.

Lorsque l'un ou l'autre de ces sentiments naturels viendra à se manifester, et mille causes que nous ne voulons ni ne pouvons énumérer ici, devront en accélérer ou en ralentir le retour, il sera bon de lui résister quelques instants. Pourtant, s'il finissait par devenir trop intense, le mieux serait de le satisfaire.

Pour la soif, cela n'entraîne aucun inconvénient si l'on a soin de ne prendre que des liquides tempérants, rafraîchissants, capables en un mot de l'étancher.

Quant à l'usage des aliments solides, il faudra être plus circonspect dans leur emploi et se garder de charger trop et trop fréquemment l'estomac; souvent, d'ailleurs, l'instant propice au bain forcera de faire subir de nombreuses modifications à l'heure et à l'abondance des repas.

§ *Nombre de repas par jour.*

Pour les adultes, deux repas substantiels suffisent, en général, dans les vingt-quatre heures.

Le premier sera pris entre huit et onze heures du matin, de telle façon que l'intervalle que nous avons assigné comme indispensable entre le repas et le bain puisse, à l'heure de celui-ci, être rigoureusement écoulé.

Le second devra être fait entre cinq et sept heures de l'après-midi. Cette manière sera la plus convenable de les prendre.

S'il arrivait que le moment de la marée, favorable au bain, se trouvât à une heure de la journée telle qu'il y eût entre les deux repas un intervalle trop considérable, alors une légère collation, un consommé, un massepain, un fragment de chocolat, un fruit, un verre d'un vin généreux, un aliment léger, en un mot, devrait être pris une heure environ après le bain, de manière à ce que l'estomac ne souffrît pas d'une appétition trop prolongée.

Pour les enfants qui, en vertu du besoin d'une

assimilation incessante, digèrent plus rapidement que les adultes, le nombre de repas sera subordonné à leur âge, et de trois au moins, quatre au plus, pour les plus jeunes, dans les vingt-quatre heures, et toujours combinés de telle manière qu'ils ne se trouvent pas trop rapprochés du moment où il faudra prendre le bain.

Le même précepte sera suivi par les individus faibles, souffreteux, réellement débilités, et qui doivent, eu égard à leur état, ne jamais faire que des repas peu copieux et peu substantiels. Ils récupèreront, par leur nombre, ce que chacun de ceux-ci aura dû avoir d'insuffisant. La nécessité leur fait une loi expresse d'en agir ainsi, sous peine de digestions laborieuses, et quelquefois même d'accidents plus fâcheux encore.

B. Sens externes. — Sensations.

Si nous voulions envisager ici les sensations sous le point de vue de leur résultat psychologique et étudier leur action de retour, si je puis m'exprimer ainsi, sur les divers organes et leur influence sur l'économie entière, il nous faudrait faire irruption dans le domaine de la haute physiologie, de la philosophie même, et sortir tout à fait des limites restreintes que nous impose le but tout pratique de notre ouvrage.

Pour aborder, d'ailleurs, un pareil sujet, le courage, et je ne me le dissimule pas, les forces nécessaires me manquent; nous laissons donc aux Lockes, et plus encore aux Condillacs modernes le soin d'élaborer d'aussi graves matières. Pour nous, obligation nous est imposée de réduire cette question à ses plus strictes exigences, de la matérialiser pour ainsi dire, et de nous borner à n'entrer que dans quelques considérations bien brèves, non plus sur les perceptions elles-mêmes, mais seulement sur les agents physiques et organiques à l'aide desquels elles s'exécutent.

Ainsi, nous dirons qu'il nous a semblé que les sensations augmentent d'acuité, de finesse, d'énergie, par suite du séjour aux bains de mer, et j'explique naturellement ces résultats par l'espèce d'excitation, par la tonicité que les bains exercent, soit primitivement, soit réactivement sur tous les organes en général, et dont une partie doit nécessairement revertir sur ceux qui président à la perception des sensations diverses.

C'est par cette raison, probablement, que les sens externes de l'ouïe, du tact, de l'odorat, de la vue et du goût peut-être, ainsi que je crois l'avoir remarqué, semblent acquérir un degré d'activité et de finesse qu'ils n'avaient pas habituellement. On dirait que les actions engendrent les perceptions..............; mais toutes ces questions sont trop épineuses et trop sujettes à discussion, et même à réfutation, pour que je veuille me risquer à émettre sur elles une opinion tranchée qui n'aurait, d'ailleurs, avec notre sujet aucune connexion directe, et ne se trouverait là placée que comme un véritable hors-d'œuvre.

Pour nous, parmi toutes les sensations que peut éveiller dans un cœur un peu enclin à poétiser ce qui vient frapper l'oreille et surtout les regards, nous croyons qu'il en est peu de comparables à celles que développe, chez les sujets ainsi organisés, l'imposant spectacle de la mer, l'image de l'infini, de l'imprévu, du majestueux qu'il offre à la vue, soit qu'à l'ardeur du soleil et étincelante au large comme un lit de diamants elle reflète ou l'azur d'un ciel bleu, ou se diapre des mille, nuances des nuages qui se réfléchissent à la surface des eaux; soit encore qu'au soir la crête de ses lames s'argente et scintille aux pâles rayons de la lune; ou que, par une nuit obscure, flamboyante de lumière la vague vienne à éparpiller sur le sable ses myriades de paillettes phosphoreuses, les roulant devant elles pour les ramasser bientôt, en se retirant, comme un avare qui ramène vivement à lui ses pièces d'or qu'un moment il avait étalées aux regards.

Et ces embarcations légères que l'aviron dirige au chant cadencé des rameurs; et ces majestueux navires aux mille cordages, aux voiles blanches ou grises gonflées par le vent; et ces goëlands aux longues ailes qui semblent, en passant, narguer et saluer à la fois le promeneur de leur petite voix rauque; et le concert quelquefois suave et modulé de la vague qui, par un temps calme, ondulant sous l'haleine de la brise, vient, en se jouant, expirer avec un doux murmure sur les sables de la grève, ou, lorsque mugit la tempête, que l'éclair sillonne la nue, se dresse écumante et furieuse comme si elle allait tout envahir, confondant sa plainte éclatante avec les sifflements stridents du vent qui s'ajoutent au glapissement du ressac et au bruit déchirant des cailloux qu'il soulève.

Quel tableau, quelle harmonie factice seront jamais capables d'éveiller dans l'âme, ou d'aussi naïves ou d'aussi poignantes sensations? Tout le génie de l'homme pourra-t-il, quoi qu'il fasse, en offrir à celui qui, douces ou terribles veut, avant tout, des émotions, de plus variées que celles que la mer, dans ses caprices bizarres, présentera à l'imagination et aux regards de quiconque sait percevoir, réfléchir et méditer?

Aussi est-il peu de lieux où cette folle du logis, ainsi que l'appelle ce bon *Montaigne*, puisse s'exercer davantage que sur les bords de la mer, soit que ne la reposant sur aucun sujet fixe on la laisse en quelque sorte errer au hazard et vivre pour ainsi dire d'imprévu; soit, au contraire, que la dirigeant sur un objet sérieux on veuille donner à son activité un aliment réel, une direction voulue, et la ramener vers un point déterminé.

Sur les plages, si l'on veut le repos, on peut à son gré être occupé sans rien faire, ou si l'on veut, au contraire, donner essor à ses méditations, à son activité morale; le calme que l'on y goûte engagera à la réflexion, au travail, et facilitera à l'esprit l'aptitude d'arriver, souvent sans beaucoup de peines, aux plus heureuses conceptions.

Pourtant, il faut l'avouer, j'ai rencontré quelquefois des personnes chez lesquelles l'aspect de la mer agissait d'une toute autre manière. Une mélancolie profonde, un sentiment de chagrin et d'ennui, un véritable *spleen* dont rien ne pouvait les distraire, était le résultat de leur séjour sur les plages.

J'ai observé ces effets, surtout chez quelques sujets doués d'une sensibilité sur-exquise, d'une excitabilité nerveuse immodérée. Ils sont en petit nombre, il est vrai, mais le fait est qu'il en existe.

Il faut bien se garder *d'imposer* les bains de mer à de telles organisations. Une diminution notable dans la synergie des fonctions, une langueur de tous les systèmes, deviendrait bientôt la conséquence de l'obstination qui tendrait à les contraindre à rester dans ces lieux.

Pour que leur habitation fasse du bien, il faut, avant tout, que le malade s'y plaise, ou tout au moins ne s'y ennuie pas.

Rien ne ressemble plus à la nostalgie, quant à ses résultats, que les phénomènes qui se développent chez ces individus sous l'influence du calme et de ce qu'ils appellent la monotonie de la nouvelle vie à laquelle ils ne peuvent se faire.

Il ne faut pas s'y méprendre néanmoins; souvent aussi ce sentiment n'est dû qu'à un état de souffrance réelle, mais dont ils ne se rendent pas bien compte : il peut dépendre de causes toutes physiques dont le médecin devra, avant tout, chercher à constater l'influence.

Et ne se pourrait-il pas que, parfois, l'air vif, aride, desséchant des côtes réagît sur ces organisations, à la manière de certains vents spéciaux à certains pays et qui, lorsqu'ils viennent à souffler, impriment au système nerveux des habitants de ces contrées des modifications telles que leurs impressions, leurs caractères se trouvent tout à fait changés de ce qu'ils étaient naguères?

Qui n'a, en effet, entendu parler des effets du *mistral* sur l'habitant de la Provence, du *sirocco* sur l'Arabe du désert, et tout ne porte-t-il pas à penser que les individus dont je parle subissent aussi, à leur manière, de cet air nouveau pour elles, une impression toute particulière?

Quoi qu'il en soit, si, après avoir lutté pendant sept ou huit jours contre de pareilles sensations, l'ennui de ces personnes augmente au lieu de diminuer ; si elles éprouvent cette angoisse morale, précurseur presque inévitable de l'atonie intellectuelle, plus dangereuse peut-être que celle du corps et qui souvent n'en est, elle aussi, que le prélude, ce sera pour elles l'indication positive de se diriger vers des lieux dont l'aspect moins sévère et l'air plus corrigé soumettra leur être à des influences plus en harmonie avec l'organisation que leur a départie la nature.

Mais nous terminerons ici les aperçus que nous voulions présenter sur l'hygiène du baigneur.

FIN DE LA TROISIÈME PARTIE.

QUATRIÈME PARTIE.

VARIÉTÉS.

BAINS DES ENFANTS.
— ACCIDENTS DES BAINS DE MER. —
COLLECTION ET PRÉPARATION DES HYDROPHYTES. — CHASSE ET
PRÉPARATION TAXIDERMIQUE DES OISEAUX DE MER.
— DE LA SUBMERSION. —
PREMIERS SECOURS A DONNER AUX
PERSONNES ASPHYXIÉES PAR
CETTE CAUSE.

QUATRIÈME PARTIE.

VARIÉTÉS.

SECTION PREMIÈRE.

CHAPITRE PREMIER.

BAINS DES ENFANTS.

Nous avons établi en principe, chapitre VIII, deuxième partie, que les bains de mer froids ne conviennent pas aux tout jeunes enfants, avant l'âge de trois ans par exemple ; mais est-il encore quelquefois fort difficile de leur faire prendre, après cet âge, et alors qu'ils peuvent leur être administrés sans inconvénient, des bains de mer à la lame. L'aspect des flots, les vagues dont ils sont agités, le bruit que souvent elles font, en déferlant ou sur la plage ou les unes contre les autres, leur inspire un profond effroi.

Si vous parvenez, à force de raisonnements, de promesses, de cajoleries, à vaincre cette véritable terreur, restera toujours la répugnance, le contact douloureux du froid, le saisissement qu'il leur fera éprouver et qui, à presque tous, arrachera les cris les plus aigus et des larmes véritablement amères.

Cette antipathie peut être portée assez loin pour déterminer chez eux une telle impression que j'ai vu, dans plusieurs cas, un véritable état convulsif en être le résultat, même pour n'avoir fait que les plonger une ou deux fois dans l'eau. Il y aurait donc barbarie de la part des parents à chercher à vaincre cette répulsion par une volonté formelle, et à passer outre à leurs cris sans y avoir égard. Un état congestif du cerveau, un ébranlement nerveux tout au moins, et leurs suites funestes pourraient en advenir.

Chez d'autres, ces cris seraient capables d'occasionner des hernies, et le bain pris dans de pareilles conditions ne peut être profitable.

Je ne suis donc pas d'avis qu'en aucun cas on violente à ce sujet ces intéréssants petits êtres, d'autant plus que, par des moyens détournés, on est à peu près certain d'arriver à ses fins, et même sans trop de difficultés.

En règle générale, ne faites jamais prendre à un enfant ses premiers bains à la lame, par une mer tant soit peu houleuse. Choisissez un temps bien chaud, bien calme, une mer douce et tranquille; ne lui donnez le bain qu'au moment du jusant ou de l'ebbe (mer descendante ou basse); la mer est toujours moins forte à cet instant. Tâchez qu'il devienne pour lui un amusement, et ne l'y contraignez jamais par la menace ou par la violence.

Occupez son attention à l'aide d'un petit bateau ou de tout autre joujou capable de flotter, que vous lui laisserez le soin de diriger selon son bon plaisir. Cet objet surnageant, entraîné peu à peu par l'eau qui se retire, tendra, nécessairement, toujours à s'éloigner du bord; et l'enfant de vouloir le suivre, de courir après.

Soutenez-le toujours bien droit dans l'eau, s'il

vient à perdre plante, de telle façon que le liquide ne puisse lui entrer dans la bouche; sa saveur désagréable serait capable de le dégoûter pour longtemps du bain.

Ne le lui faites pas prendre de continu; laissez-le sortir de l'eau, courir, s'amuser sur le rivage, pour recommencer l'immersion bientôt après.

Prolongez pourtant rarement la durée totale du bain au delà de quatre à cinq minutes au plus, à moins que l'enfant ne soit déjà grand et que lui-même ne le demande, et surtout s'il ne se manifeste chez lui aucun des phénomènes que nous avons dit ailleurs, chapitre LXIV, deuxième partie, indiquer que la durée de l'immersion a été suffisante.

La finesse de la peau et la facilité d'absorption, en rapport avec le jeune âge, rendent le bain d'autant plus actif que l'enfant sera plus jeune.

Au sortir de l'eau, enveloppez-le d'un manteau ou d'une bonne couverture de laine et reportez-le ainsi à la maison pour lui remettre ses vêtements, puis après laissez-le courir et gambader à son aise.

Souvent il arrive que toutes ces précautions sont

encore insuffisantes pour rendre le bain agréable, ou même supportable à l'enfant. Il faudra alors aviser à d'autres moyens.

Un des meilleurs que l'on pourra employer sera de les vêtir de leurs habits de bain, de les armer d'un petit filet et de les conduire, ainsi équipés, à la pêche qui se fait à la basse eau.

Pour parvenir d'un rocher à un autre, force leur sera bien de traverser les nombreuses flaques d'eau qui restent dans leur intervalle et qui, en raison du peu de volume du liquide, sont d'ailleurs assez fortement échauffées par l'ardeur des rayons solaires.

Le plaisir qu'ils trouveront à cet amusement ne leur laissera pas le temps de s'apercevoir que, sans s'en douter, ils prennent un bain.

Ces recommandations ne sont, du reste, applicables, ainsi qu'on le voit, qu'aux enfants dans la fin de la troisième époque de la première enfance ; c'est à dire après l'âge de trois à quatre ans au moins, car, je ne puis trop le répéter, je ne pense pas qu'au dessous de cet âge il faille jamais leur administrer de bain à la lame.

On se contentera, pour eux, de bains de mer tièdes

en baignoire, ou d'applications de linges imbibés d'eau de mer, suivant les préceptes que nous avons établis à ce sujet dans le chapitre XIX de notre deuxième partie.

CHAPITRE II.

BAINS DES PERSONNES FAIBLES, NERVEUSES, OU A PEAU TRÈS IRRITABLE.

Nous prions le lecteur de se reporter à ce que nous avons dit au sujet de l'arrivée aux bains de mer, et des différentes modifications qu'on peut leur faire subir. Il devra consulter, surtout, les chapitres XIII, XIV et suivants de la deuxième partie.

Ce que nous avons écrit, à cette occasion, est en tout applicable à l'objet sur lequel, dans ce chapitre, nous voulions appeler son attention.

Nous ajouterons que les préceptes qu'on y retrouvera seront, dans la grande majorité des cas, applicables aussi aux bains des enfants, eu égard à la ténuité de leur peau et à la susceptibilité de leur organisation.

Ce sera donc aux parents, éclairés par nos conseils, ou mieux encore au médecin, à voir ce qu'ils devront faire et prescrire en de pareilles occurrences.

SECTION II.

CHAPITRE III.

ACCIDENTS QUI PEUVENT RÉSULTER DE L'USAGE DES
BAINS DE MER.

Quelquefois il arrive que l'emploi des bains de mer, même chez les personnes auxquelles ils paraissent le plus rationnellement indiqués, détermine quelques accidents. Ils sont peu graves, en général, et résultent ou de la nécessité de l'acclimatation, ou de l'effet même des premiers bains, plutôt qu'ils ne constituent une maladie essentielle. Aussi serons-nous brefs dans leur énumération.

Nous diviserons ces accidents en deux ordres, selon qu'ils dépendront :

A. Du séjour sur le littoral;
B. De l'usage même des bains.

A. Accidents dépendant du séjour sur le littoral.

Excitation générale.

Nous appellerons ainsi les phénomènes que l'on voit se manifester chez la plupart des baigneurs, et qui consistent en un sentiment de stimulation inaccoutumée, une sorte d'éréthysme de tous les organes, dus à l'impression de l'air vif de la mer et des côtes.

Quelques uns éprouvent, dans les premiers jours, de la sécheresse à la peau avec un peu de chaleur brûlante incommode dans la paume des mains, une sensation d'*étonnement* du cerveau avec une exagération de la sensibilité de cette même partie, qui pourtant ne sera pas portée jusqu'à la douleur et ne constituera pas une véritable céphalalgie, mais consistera simplement dans une plus grande impressionabilité. Chez d'autres, il surviendra quelques ardeurs de poitrine, un peu d'oppression, un peu d'enrouement, une légère sensation de sécheresse du pharynx avec soif plus ou moins vive. Ces phénomènes se développent plus particulièrement vers le soir et se prolongent, le plus souvent, pendant la première moitié de la nuit, à un degré plus ou moins intense ; rarement, pourtant, il est grave ; puis, bientôt après, une sorte de détente générale se manifeste, une moiteur légère apparaît à la peau, et tout ne tarde pas à rentrer dans l'ordre normal.

La cause de ces troubles fonctionnels, que nous signalons ici, s'explique, selon moi, par la vivacité de l'air de la mer, et son action sur la peau et sur la muqueuse pulmonaire.

Ils sont, du reste, une preuve évidente de l'influence de cet air sur les individus qui éprouveront tout ou partie de ces symptômes. Ils ne réclameront, d'ailleurs, dans l'immense majorité des cas, aucune espèce de traitement, se dissiperont par l'effet de l'acclimatement, et iront chaque jour en déclinant jusqu'à ce qu'ils cessent de se reproduire tout à fait, ce qui aura communément lieu après la moitié d'une semaine au plus.

Si pourtant ils persistaient, le meilleur moyen de les faire disparaître serait l'usage d'un régime adoucissant, d'une boisson émolliente, rafraichissante ou légèrement acidulée, et l'emploi d'un ou deux bains tièdes d'eau de mer, ou mieux encore d'eau douce. Mais, dans les cas les plus ordinaires, le plus sage parti est de n'y rien faire d'actif : on redoublera seulement de sobriété en tout genre, et l'on évitera avec soin tout excès, de quelque nature qu'il puisse être.

B. Accidents dépendant de l'usage même des bains.

Chez quelques sujets, l'usage des bains de mer développe, soit par suite de leur mauvaise indication, soit par suite de circonstances inhérentes à la constitution de celui qui s'y soumet, certains phénomènes morbides qui souvent ne laissent pas que d'inquiéter beaucoup ceux chez lesquels ils font invasion, ou ceux qui les entourent. Nous allons les énumérer.

Ils peuvent consister dans les suivants :

1° *Phénomènes exagérés de stimulation de tous les systèmes de l'économie.*

Ils se traduisent par la manifestation, d'une manière plus tranchée, des symptômes que nous venons de signaler dans le paragraphe précédent, et que nous avons dit pouvoir se développer sous la seule influence du séjour sur le littoral.

Dans ce cas, au lieu de se borner aux légers prodrômes que nous avons indiqués, il arrive quelquefois que leur exagération est portée au point de forcer ceux qui les éprouvent à garder le lit, et de leur imposer la nécessité de recourir aux lumières de la médecine.

2° *Accidents dépendant du bain froid.*

Les accidents primitifs ou secondaires que nous avons dit pouvoir résulter de l'impression du bain froid en général, peuvent aussi se développer après le bain de mer à la lame, surtout s'il a été pris par une température basse, ou s'il a été trop prolongé.

Nous en avons énuméré les principaux, en même temps que le moyen d'y remédier, dans les chapitres VI de la première partie, et II, LXVIII et autres de la deuxième, qui ont trait à la réaction. Nous n'y reviendrons pas.

3° Rougeurs par plaques — Urticaire — Erythême.

La rougeur par plaques de la peau, l'apparition à la surface du corps de l'erythême ou de l'urticaire, que j'ai signalés dans des chapitres spéciaux, entre autres dans les chapitres XXIII et XXIV de la première partie, peuvent survenir par suite de l'action de l'eau de de mer sur l'enveloppe cutanée.

Nous ne redirons rien des circonstances particulières dans lesquelles ces accidents se développent. Nous répèterons seulement, à leur sujet, que le meilleur moyen de les faire disparaître consiste dans la suspension momentanée de l'usage des bains de mer et dans l'emploi de quelques bains tièdes d'eau douce. Le plus souvent même, il ne deviendra pas nécessaire de rien changer à ses habitudes ordinaires.

4° Douleurs musculaires.

Des douleurs musculaires, véritables myosites (inflammation des muscles) ou rhumatismes de ces mêmes organes, viennent quelquefois assaillir les baigneurs.

Ces douleurs peuvent reconnaître plusieurs causes :

ou la fatigue, la courbature résultant de l'exercice de la natation pris outre mesure, ou de l'exagération des actes de motilité que nous avons recommandés en de justes proportions pendant le bain ; ou bien l'action sur les tissus de la basse température du milieu dans lequel on s'est plongé.

Dans ce dernier cas, elles ne se développent guère que par suite d'imprudences ; ou parce qu'on s'est mis à l'eau le corps dans un état de moiteur ; ou parce qu'on a abusé des bains ; qu'on en aura fait un usage intempestif ; qu'on les aura pris trop tôt le matin, ou trop tard le soir ; qu'on n'aura pas mis en pratique, en sortant de la mer, toutes les précautions nécessaires que nous avons longuement et minutieusement indiquées ; qu'on n'aura pas facilité la réaction ; qu'on l'aura, ainsi que nous l'avons dit, laissée se faire à froid ; qu'on n'aura pas pris, après le bain, l'exercice recommandé, etc., etc.

Disons encore que les bains de mer tièdes, en baignoire, seront le meilleur remède à opposer à ces accidents.

5° *Excitation spéciale du système nerveux encéphalique.*

Chez d'autres sujets, ce sera vers l'encéphale que se concentreront les phénomènes d'excitation produits par les bains de mer. Alors ils éprouveront tout ou partie des symptômes d'une irritation congestive cérébrale, d'un caractère léger il est vrai, mais permanent.

Une fois la réaction passée, et nous supposons même qu'elle s'est normalement accomplie, on verra persister chez eux la rougeur du visage, une injection plus ou moins prononcée de la conjonctive oculaire. Ils éprouveront soit de la somnolence, avec pesanteur de tête, soit au contraire de la stimulation nerveuse cérébrale, avec impossibilité de dormir. Des bourdonnements, des tintements d'oreilles viendront, de temps à autre, s'ajouter à ces phénomènes. Chez d'aucuns, il y aura des épistaxis (saignements de nez) qui du reste les soulageront momentanément.

L'usage de quelques bains de pied très chauds d'eau de mer, avec addition de cendres de bois, et de sel marin, si l'on veut les rendre plus actifs encore, feront taire ces accidents chez le plus grand nombre.

On pourra, en même temps, employer avec avantage sur la tête, le front et la face, quelques réfrigérants : ainsi, des lotions à l'aide d'une éponge, avec de l'eau fraîche, ou l'application de mouchoirs et linges ployés en plusieurs doubles, et imbibés d'eau douce très fréquemment renouvelée, seront mis en pratique dans ce but.

Des cataplasmes de farine de lin bien chauds, à nu, ou même des sinapismes, pourront, comme révulsifs, être posés pendant quelques instants, dans ces cas, aux membres inférieurs.

Si pourtant ces symptômes persistaient, il ne faudrait pas balancer à pratiquer quelques émissions sanguines, proportionnées à l'âge, à la force du sujet et à l'intensité des accidents ; et, dans ces circonstances, l'ouverture d'une veine, soit au pli du bras, soit au pied, ou l'application de quelques sangsues au siége, seraient parfaitement indiquées. Qu'on ne le fasse pas néanmoins de son chef et sans avoir pris l'avis d'un médecin.

Les bains d'eau douce tièdes ne pourront encore, comme accessoires, qu'agir de la manière la plus favorable, et il va sans dire qu'une diète, ou demi-diète plus ou moins sévère, devra être en même temps observée.

6° *Troubles des fonctions digestives.*

Il n'est pas rare que l'usage des bains de mer ne vienne apporter un trouble ou une modification dans les fonctions digestives. Ainsi, chez quelques uns, mais ce sera le plus petit nombre, il surviendra de la diarrhée.

Je ne puis l'attribuer, dans ce cas, qu'à l'effet de l'impression subite du froid sur la peau, au refoulement des fluides sur la masse intestinale, et à l'insuffisance d'une réaction partielle, assez énergique pour les ramener à la périphérie.

Cet état de stase du sang trop prolongée, imprime à l'intestin une sorte de torpeur ; et cette diarrhée, qu'on me pardonne la comparaison, n'est alors qu'une sorte de pluie séreuse qui se fait à la surface de la muqueuse digestive ; rien de plus. Echauffez, excitez la peau en même temps que vous modifierez la manière d'être de cette membrane interne de l'appareil intestinal, et tout rentrera bientôt dans l'ordre.

J'ai souvent administré avec succès, contre cet accident, un purgatif léger, l'eau de mer par exemple, ou l'eau de sedlitz en boisson, et ils n'ont jamais tardé à disparaître.

L'effet de cette médication, dans ces circonstances, est de réveiller un peu l'énergie vitale des follicules exhalants et des villosités absorbantes de l'intestin, que la congestion passive à laquelle ils étaient soumis avait jetés dans une sorte d'atonie, et de ranimer leur action. Mais, je l'ai dit, ce cas est le plus rare. Le plus souvent, l'usage des bains de mer donne lieu à de la constipation. J'en ai déjà parlé ainsi que du moyen de la combattre, il y a peu de temps, en disant un mot des *excreta*.

L'on peut consulter le chapitre V, de la troisième partie, dans lequel j'en ai traité.

Bien qu'il ne se rattache pas d'une manière absolue aux bains de mer eux-mêmes, je dois encore signaler un autre trouble de l'appareil gastro-intestinal, assez commun chez quelques baigneurs, mais chez les enfants particulièrement, dans les premiers temps de leur séjour aux bains.

Il consiste en une véritable irritation de cet appareil, et voici sous quelles influences elle prend naissance.

J'ai dit, il y a peu de pages, dans ma troisième partie, chapitre VII, en parlant de la faim, que ce besoin physique se manifestait plus fréquemment et plus impérieusement aux bains de mer qu'en tout autre lieu.

Ecoutant avec trop de facilité cet avertissement instinctif de la nature, beaucoup de baigneurs, les enfants surtout qu'une raison aussi éclairée que celle des adultes, ne dirige pas dans l'accomplissement de leurs actions, obéiront à cet appel de l'organisme chaque fois qu'il se renouvellera, si leurs surveillants n'y mettent bon ordre, et encore! Qu'en résulte-t-il? Une fatigue incessante des organes qui sont mis en jeu pour subvenir aux dépenses exagérées de la nature, et le résultat de cette fatigue sera un malaise qui le plus souvent ira retentir sur le mode de vitalité des parties qui auront été ainsi sur-excitées.

De là les phénomènes de gastro-entérite qui apparaîtront. Ils consisteront en un mouvement fébrile, insomnie, bouche pâteuse, sèche, langue plus ou moins rouge à ses bords, exagération de la soif, lassitudes, dégoût plus ou moins prononcé pour les aliments; quelquefois, au contraire, désir inaccoutumé de substances nutritives, mais ne constituant qu'une *fausse faim* bientôt suivie de satiété, douleurs plus ou moins vives à la région épigastrique, rapports de saveur plus ou moins désagréable; quelquefois même vomissements peu de temps après le repas, constipation ou diarrhée, etc., etc.

Le remède à y apporter sera simple en général. Une diminution dans la quantité des aliments ingérés, une diète même plus ou moins absolue pendant quelques jours, suivant le degré de souffrance des viscères momentanément malades, quelques breuvages délayants, quelques lavements adoucissants, l'application sur le ventre et la région de l'estomac de cataplasmes mucilagineux, et bientôt il n'y paraîtra plus. Mais, je le répète, ce n'est qu'une indisposition accidentelle, et à bien dire, l'habitation de la côte n'en aura été qu'une cause secondaire et éloignée.

7° *Ensemble de phénomènes généraux assez graves en apparence.*

Il est encore un autre état maladif que peuvent déterminer les bains de mer mal indiqués, chez certaines organisations spéciales. Il peut simuler, jusqu'à un certain point, des affections beaucoup plus graves qu'il ne l'est en effet, et en imposer, au premier abord, au praticien qui n'a pas l'habitude ou n'a pas eu occasion d'en observer les symptômes, pour une fièvre muqueuse ou même typhoïde. Ce n'est assurément pourtant ni l'une ni l'autre. La durée de la maladie, son mode de traitement, son issue et les agents qui peuvent, comme par miracle, faire taire les accidents, tout sert à la différencier de ces deux affections. Et, pour ne citer qu'un trait fort tranché à cet égard, jamais, à sa suite, on ne voit survenir la chute des cheveux, et l'alopécie générale ou partielle qui est un des signes pathognomoniques consécutifs des affections typhoïdes, quelles qu'aient été leur marche et leur variété première.

Cette indisposition qui, il faut le dire, abat souvent les malades qui en sont atteints, assez pour qu'on fût en droit peut-être de lui donner le nom de maladie, survient particulièrement chez les adolescents en train de faire leur crue, et chez lesquels tous les organes se trouvent dans un état de sur-activité permanente, pour subvenir aux frais de la croissance, principalement, s'ils sont d'un tempérament sec et nerveux.

Elle se traduit par les phénomènes morbides que nous allons succinctement passer en revue.

Après un ou deux bains à la lame, bains qui, en général, auront été peu agréables à celui qui les aura pris, qui auront été suivis de beaucoup de peine à se réchauffer, et souvent même d'un frisson très prononcé, on voit tout à coup survenir une réaction brusque, violente, intense qui, une fois commencée, ne parcourt pas toutes ses périodes, mais s'arrête à celle de la chaleur sans être jamais suivie de cette douce sensation de bien-être, de moiteur qui annonce d'ordinaire que la réaction va finir et que toutes les fonctions vont reprendre leur harmonie.

La peau reste brûlante, sèche, le pouls bat violemment et avec fréquence, les yeux s'injectent légèrement : il y a de la céphalalgie sus-orbitaire, des bourdonnements d'oreilles, de l'insomnie ou un sommeil intermittent, court, inquiet, agité ; parfois un peu de délire, de l'inappétence, une soif souvent vive, quelquefois aussi de légères envies de vomir, des vomituritions même, et presque toujours une constipation assez opiniâtre.

Cet état général persiste, sans remission bien marquée, pendant un, deux ou trois jours, au bout desquels il semble s'amender un peu pour donner place à des phénomènes gastro-intestinaux. Alors la langue rougit vers sa pointe et ses bords, sa surface se recouvre d'un enduit blanchâtre d'abord et humide, puis bientôt de couleur jaune et plus desséché. Les forces qui avaient été exaltées pendant les premiers jours tombent tout à coup ; de l'abattement, de la somnolence, de la tendance à l'évanouissement, aux moindres mouvements que fait le malade, se manifestent. Les tintements d'oreilles continuent, mais le pouls ne bat plus avec la même force ; il conserve seulement sa fréquence ; la peau ne subit plus tout à fait la même élévation de température, mais la chaleur, quoique modérée, qu'on y observe, est encore âpre, comme mordicante, et cet organe donne, au toucher, l'impression que l'on ressentirait en appliquant la main sur une feuille de parchemin mal lissée, bien desséchée et chaude. C'est à cet état qui, du reste, se retrouve dans plusieurs autres maladies, que les pathologistes ont donné le nom de *peau parcheminée*.

Le plus souvent, ainsi que je l'ai dit, il y a absence de selles naturelles ; quelquefois, pourtant, j'ai vu survenir un peu de diarrhée. Les urines sont rares, fortement colorées et troubles. Joignons à cela des douleurs plus ou moins vives dans le trajet des membres et dans les articulations, quelquefois des crampes passagères dans ces mêmes parties, et on aura une idée des accidents qui peuvent apparaître.

Assurément, tout ce cortége de symptômes dont je n'ai pourtant fait qu'esquisser les plus tranchés, ne laisse pas que d'inspirer de vives inquiétudes à ceux qui en sont les témoins. Heureusement, néanmoins, quelle que soit leur apparente gravité, jamais je ne les ai vu amener de fâcheux résultats. Il est, de plus, assez rare de les observer.

Dans aucun des neuf ou dix cas de ce genre qui se sont présentés dans ma pratique, je n'ai eu besoin d'avoir recours aux émissions sanguines pour les combattre. Si je ne les ai pas employées, ce n'est pas que je pense qu'elles eussent pu déterminer rien de désavantageux ; je crois, au contraire, qu'elles, aussi, auraient pu convenir; mais je n'ai pas jugé indispensable, convenable même d'en pratiquer.

Toujours l'emploi de bains d'eau douce, légèrement tièdes, prolongés pendant une heure et demie, deux heures et même plus, répétés matin et soir et joints à une diète sévère, à l'usage d'une boisson délayante et légèrement acidulée, de cataplasmes émollients sur les parties antérieures de l'abdomen et de la poitrine, secondés par l'emploi de quelques lavements émollients, ont suffi pour les faire entièrement disparaître en trois ou quatre jours.

L'addition, dans le bain, d'une substance mucilagineuse, amidon, décoction de feuilles de mauves, de graines de lin, de racines de guimauve, ou tout simplement de son frais, ne pourra qu'augmenter son effet salutaire.

Une chose digne de remarque, c'est le sentiment de bien-être qu'éprouve le sujet, malgré son état de faiblesse, plutôt apparent que réel, presque aussitôt qu'il est plongé dans l'eau douce, sentiment qui persiste, quoique à un degré moindre, une fois qu'il en est retiré et qui se renouvelle à chaque bain. J'ai souvent vu le malade avoir, en vérité, la conscience de la marche rétrocessive du mal, par suite de l'emploi de ce moyen.

Une fois que la peau, par l'usage du traitement bien simple que j'indique comme celui qui m'a le mieux réussi; une fois, dis-je, que la peau a repris sa souplesse normale, et cela a généralement lieu après le troisième ou le quatrième bain, tous les autres symptômes s'effacent, pour ainsi dire, en même temps, pour ne laisser après eux qu'un état de faiblesse qui, du reste, se dissipe promptement.

Inutile, je pense, d'ajouter que la suspension des bains à la lame est de rigueur dans ces cas, et qu'une diète absolue doit être sévèrement observée.

Peut-être la sur-excitation gastro-intestinale résultant d'une alimentation plus copieuse, plus répétée et justifiée en quelque sorte, ainsi que nous l'avons dit, par une exagération accidentelle de l'appétit, pourrait-elle rendre, jusqu'à un certain point, compte du développement de tous ces phénomènes morbides.

Pourtant, je pense qu'il faut en aller chercher

la cause première ailleurs, dans la fièvre cutanée, si je puis m'exprimer ainsi, l'irritation latente de la peau, occasionnée par l'effet des bains maladroitement prescrits ou intempestivement administrés.

Leur action a d'abord desséché l'épiderme, l'a *parcheminé*, pour ainsi dire, a crispé et resserré ensuite les papilles et les follicules exhalants et perspirants de cet organe, les a mis dans une sorte d'éréthysme qui a rompu l'harmonie, l'équilibre qui doit exister entre ses fonctions et celles des organes intérieurs. Là est le point de départ de toute la perturbation que l'on observe ; mais ramenez la peau à ses fonctions normales, assouplissez-la par un moyen quelconque, dût-ce être un moyen tout mécanique; diminuez, par l'imbibition, la tension de ses pores; rendez-la apte à accomplir de nouveau, les actes vitaux que lui a départis la nature; vous verrez aussitôt cesser l'état de maladie et le cortége de symptômes inquiétants qui s'étaient manifestés.

L'air de la mer était trop vif pour ces organisations, l'action du bain trop excitante pour ces idiosyncrasies, et ces agents ont produit sur elles un résultat semblable à celui que l'on produirait infailliblement chez une plante bien portante, bien vivace, à une température modérée, dans le terrain humide d'un marais, et qu'on viendrait tout à coup à transplanter dans un sol sec et aride, sous un ciel brûlant.

Il arrive même souvent que, lorsque ces symptômes ne sont pas portés très loin, le seul changement de lieu et l'éloignement des bords de la mer suffit pour les faire disparaître.

J'ajouterai encore que j'ai vu, dans quatre circonstances, les accidents que je viens d'énumérer revêtir une forme franchement intermittente, à type tierce, et qu'il fallut avoir recours, outre les moyens indiqués, aux anti-periodiques, pour les faire cesser tout à fait.

Dans tous les cas, on ne devra plus permettre les bains à la lame aux personnes qui auraient été ainsi affectées; elles devront se borner aux bains de mer tièdes, en baignoire, et, souvent encore sera-t-il nécessaire de les leur faire prendre mitigés, suivant les principes que nous avons posés aux chapitres XIV et suivants, et XXII, de la deuxième partie de ce traité.

Peut-être les individus chez lesquels les bains de mer produisent les effets que nous venons de signaler, pourraient-ils s'y soustraire par une onction sur la peau avec un corps gras, de l'huile par exemple, avant de se mettre au bain. Peut-être défendraient-ils ainsi cet organe de l'influence, nuisible pour eux, de l'eau de mer, et en diminueraient-ils l'action par l'emploi de ce procédé.

Ceci n'est, du reste, de ma part, qu'une réflexion toute à l'état de théorie et que je n'ai jamais fait mettre en pratique à qui que ce soit.

On se rappellera qu'en règle générale, nous avons proscrit toutes espèces d'onctions comme inutiles ou nuisibles. Ce cas serait donc le seul dans lequel nous pensons que peut-être il serait permis de faire exception au principe que nous avons établi ; mais, avant tout, il faudrait avoir expérimenté ce moyen pour pouvoir le juger d'une manière convenable ; et, jusqu'ici, je le répète, je n'ai pas eu occasion de le faire.

Je pense, néanmoins, qu'on pourrait en essayer sans aucune espèce d'inconvénient pour la santé. Avis donc au baigneur qui me lira !

8° *Indigestion.* — *Syncope.* — *Évanouissement.*

Enfin, pour terminer l'exposé des accidents qui

peuvent être le résultat de l'usage même des bains, je signalerai seulement l'indigestion qui peut survenir chez ceux qui se sont mis à l'eau trop tôt après avoir mangé, et la syncope ou l'évanouissement qui peuvent aussi arriver dans le même cas, chez des personnes faibles ou nerveuses, par suite d'une mauvaise disposition accidentelle.

Ces deux accidents ne sont plus spéciaux aux bains de mer, mais bien communs à tous les bains froids : néanmoins j'ai cru devoir en parler.

Si le baigneur s'est exposé seul à la mer, s'il n'est pas secouru à temps, infailliblement il se noiera; mais s'il se baigne en compagnie, ou s'il est assisté d'un guide, et surtout s'il n'a pas perdu plante, le plus souvent ces accidents ne seront rien. Il en sera quitte, dans le premier cas, pour rejeter, indigérés, les aliments qui pèseraient à son estomac; dans le second, il sera rapporté à terre, et à l'aide de cordiaux, de stimulants, de spiritueux et des autres moyens usités en pareille circonstance, on fera cesser la syncope ou l'évanouissement.

Le mieux, avant tout, sera, l'un ou l'autre de ces deux cas échéant, de transporter le baigneur malade chez lui et de le mettre au lit, et à l'usage d'une boisson légèrement aromatique et stimulante, telle que du thé léger, une infusion de tilleul, etc,, etc., sucrée ou non.

Il pourrait arriver encore, que la perte de connaissance qu'aurait éprouvée le baigneur, ne fût survenue qu'à l'occasion d'une congestion cérébrale, et n'en soit que le symptôme.

Il serait surtout exposé à cet accident, assurément un des plus graves qui le puissent menacer, s'il n'avait pas eu soin de se mouiller la tête, en entrant à l'eau, selon l'un des préceptes que nous avons émis dans les chapitres XLIV, XLV et XLVIII de la deuxième partie. Mais un homme de l'art, étant seul apte à juger la cause à laquelle est lié l'accident; et, de plus, les conseils que nous aurions à donner à ce sujet devant être exposés prochainement dans les chapitres où nous parlerons des premiers secours à donner aux personnes en danger de mort, par suite de submersion; nous n'insisterons pas davantage ici sur tous ces différents points.

Telle est la série des états maladifs les plus ordinaires que peut entraîner à sa suite le séjour aux bains de mer, et l'usage même des bains. L'on voit qu'en résumé ils peuvent se réduire à des phénomènes de stimulation générale, ou d'excitation de quelques organes seulement, et, l'on voit en même temps que les tempérants par excellence les bains tièdes d'eau douce, sont en somme le moyen le plus efficace à leur opposer.

Nous avons, du reste, à dessein et pour abréger autant que possible la longueur de notre traité, qui menace de devenir un peu long, glissé sur plusieurs points, qu'après mûr examen nous avons pensé ne pas se rattacher d'une manière indispensable à l'étude des bains de mer, de leurs effets, de leur mode d'administration et de leurs conséquences.

Là est notre excuse aux yeux de ceux qui nous adresseraient le reproche de n'avoir pas été complets dans l'étude de cette matière.

SECTION III.

CHAPITRE IV.

DES HYDROPHYTES, DE LEUR COLLECTION ET DE LEUR
PRÉPARATION.

Je dois, à l'obligeance bien connue de *M. Chauvin*, professeur de Botanique et de Géologie à la Faculté des sciences de Caen, et ancien conservateur du

Muséum d'histoire naturelle de cette ville, la meilleure partie des renseignements que je donnerai à ce sujet.

On ne peut douter de leur exactitude; la source à laquelle j'ai puisé est une garantie certaine de la bonté des procédés de préparation que je vais indiquer.

La belle collection d'Hydrophytes de ce savant aussi modeste que distingué, la plus variée, la plus attrayante à voir, et la plus complète assurément qui existe en France, pour ne pas dire plus, est un chef-d'œuvre de talent et de patience, malheureusement trop peu connu parmi les nombreuses curiosités scientifiques de notre Normandie.

J'engage, du reste, à consulter, pour plus de renseignements, et surtout pour une foule de petits détails pratiques, spéciaux à différentes espèces, détails sur lesquels je ne pourrai m'appesantir dans les généralités que je donnerai sur le sujet que je vais aborder, une petite brochure in-8°, de 78 pages, publiée par ce professeur (Caen, 1834, chez Hardel, imprimeur de l'Académie). Je ne sache rien de plus concis, de plus instructif et de plus clair en ce genre; aussi y avons-nous fait, avec l'autorisation de l'auteur, de fort nombreux emprunts.

§ I. *Des Thalassiophytes et des Hydrophytes.* — *Des Herbiers algologiques.*

On a donné le nom de Thalassiophytes et d'Hydrophytes aux plantes qui, ainsi que l'indique leurs étymologies grecques, vivent et croissent dans les mers ou dans les eaux en général.

Désignées autrefois sous le nom général d'*Algues*; groupées en trois genres par Linnée; aujourd'hui, après une étude plus approfondie, elles constituent une vaste classe renfermant de nombreuses familles, dont l'ensemble ne comprend pas moins de deux mille espèces bien connues.

Pour distinguer entre elles ces grandes familles, des noms variables, suivant les auteurs, ont été assignés à chacune, et pour ne citer que les moins bizarres ou ceux qui peignent quelque image à l'esprit, nous mentionnerons seulement les *Fucoïdées*, les *Laminariées*, les *Floridées*, les *Ulvacées*, etc., etc.; mais nous ne pousserons pas plus loin l'énumération de cette nomenclature, n'ayant point à nous occuper ici de l'algologie d'une manière sérieuse et comme branche d'étude des sciences naturelles, mais bien simplement sous le point de vue des distractions qu'elle peut offrir au baigneur, comme objet de curiosité.

Nous dirons donc seulement que les plantes nombreuses qui sont comprises dans cette division de la botanique, appartiennent aux *Cryptogames*, et qu'elles sont purement aquatiques.

Un type particulier d'organisation et de reproduction les distingue, de la manière la plus tranchée, du reste du règne végétal, et elles se font remarquer par un *facies* qui leur est propre et qui frappe, tout d'abord, l'œil le moins exercé.

Ajoutons encore que des formes étranges, aussi élégantes que diversifiées, des couleurs généralement brillantes, qu'elles perdent rarement pendant le travail de la dessication, soit pour les recouvrer bientôt, soit pour en revêtir de nouvelles; une fois que celle-ci est parachevée, sont l'apanage de beaucoup de ces plantes. Pour n'en citer que quelques exemples, nous signalerons, à cette occasion, certaines *Diatomées* qui, d'un roux brun plus ou moins intense, à l'état frais, deviennent, par la siccité, de couleur gris-cendré, et prennent de plus quelquefois un éclat vitré, une transparence hyaline parfaite; ou bien encore quelques espèces de *Céramiées*, le *Callithamnion versicolor*, pour en faire connaître une dont la belle couleur purpurine passe en peu d'instants au vert le plus vif et le plus pur.

Ces couleurs si diverses et si belles, que nous avons dit être un des caractères de ces productions aquatiques, sont en général répandues sur toutes les parties de la plante, depuis sa base radicale jusqu'aux extrémités terminales supérieures, et ne sont pas un des moindres attraits qui font rechercher les algues, même par les personnes tout à fait étrangères aux sciences phytologiques. On peut en former des herbiers que l'on rend très pittoresques par un choix approprié des espèces les plus singulières, et surtout en rapprochant entre elles celles qui contrastent le plus par les nuances et la configuration.

Aussi, dans la très brève énumération que nous ferons de quelques genres et espèces les plus favorables pour la composition de ces collections d'agrément, nous limiterons notre indication aux productions indigènes, de sorte que l'on peut s'attendre à rencontrer la plupart des algues par nous signalées, pour ne pas dire toutes, sur les divers points du littoral français océanien, surtout sur celui de la Bretagne et de la Normandie.

Nous éprouvons seulement un regret à cet égard ; il vient de la nécessité où nous serons de nous servir de la nomenclature latine, les algues n'ayant point jusqu'à ce jour, reçu de dénomination vulgaire, pour exprimer les genres et les espèces.

Ajoutons encore, pour rendre complet l'exposé des propriétés dont jouissent les hydrophytes, qu'au milieu de tout le règne végétal, elles ont encore d'autres priviléges spéciaux qui les distinguent des plantes terrestres dont on compose les herbiers ordinaires.

Ainsi, la simple dessication, lorsqu'elle a été convenablement opérée, rend ces végétaux inaltérables par les insectes et les moisissures. La pression, au lieu de changer leurs formes, comme chez les *Phanérogames*, qui, elles, ne se réalisent en objets de curiosité et d'étude permanents et durables qu'au prix de ces formes suaves et gracieuses et de ces mille couleurs aux nuances éclatantes qui, à l'état frais, constituaient toute leur beauté; la pression, dis-je, ne fait au contraire que les fixer et les développer davantage.

Enfin, presque toutes les espèces des Hydrophytes sont douées de l'insigne propriété de revenir, par l'immersion, à une vie apparente, ce qui permet à l'observateur de les remettre, à peu près, dans toutes les conditions de leur état naturel, chaque fois qu'il en éprouve le besoin.

Aussi, à tous ces titres, ne fût-ce pas comme objet d'étude sérieuse, mais bien seulement sous le seul point de vue de faire, en peu de temps, un dessin gracieux en relief avec une plante marine; j'engagerais encore le baigneur à profiter de ses loisirs, pendant son séjour sur le bord de la mer, pour préparer et emporter avec lui quelques uns de ces souvenirs.

§ II. *Herborisations.* — *Collection des Hydrophytes.* — *Leur choix.*

Quoique la végétation marine soit à peu près incessante, pendant tout le cours de l'année, c'est surtout dans l'intervalle de juin à septembre qu'elle est le plus luxuriante. C'est donc la saison la plus favorable aux recherches botaniques qui ont pour objet les collections d'Hydrophytes, dans un but quelconque.

L'on voit que cela cadre à merveille avec la saison des bains de mer. Ne dirait-on pas que la nature thalassiophytique se pare alors de tous ses attraits pour l'agrément du baigneur ?

Les vagues, en venant mourir sur la grève, y apportent de nombreux varecs; mais les plantes marines que l'on trouve ainsi jetées sur la côte ont souvent été roulées pendant plusieurs jours avant d'y être déposées; alors elles sont mutilées et plus ou moins déformées. Il est bien préférable de les récolter sur le lieu même où elles végètent, et c'est dans les flaques d'eau qui restent accessibles, aux temps des plus basses marées, qu'il convient d'aller chercher les algues dans leur intégrité.

Les plantes, ainsi en place et immergées, se montrent épanouies dans tout leur développement, tandis qu'il est très difficile de distinguer les formes des espèces, lorsqu'elles sont accumulées sur la partie exondée du rivage.

Pour prévenir la fermentation qui s'empare promptement des algues retirées du milieu où elles végétaient, fermentation qui les altère de toutes les manières, il est urgent de procéder, dans un très court délai, à leur préparation.

Toutes ne sont pas altérables au même degré, il est vrai; cependant, il est toujours mieux de ne pas retarder l'application des procédés à l'aide desquels on obtient une conservation qui leur assure une durée indéfinie.

Tels sont les préceptes généraux auxquels nous réduirons ce que nous croyons devoir dire sur les herborisations qui ont pour but la collection des productions aquatiques.

Un mot maintenant sur l'aspect de quelques espèces d'Hydrophytes; nous aurons occasion de mettre bientôt le lecteur à même de tirer parti de ces connaissances.

Plusieurs des plantes marines ont une couleur brune ou olivâtre, et sont d'un effet plus ou moins agréable à la vue. Parmi celles-ci, nous pouvons citer les *Dictyota dichotoma*, *Zonaria atomaria*, *Cladostephus verticillatus*, *Sphacelaria scoparia*, et l'*Ectocarpus siliculosus*, etc., etc.

Au nombre des espèces teintes d'un beau vert de diverses nuances, il faut signaler à l'attention du collecteur, parmi les *Ulvacées*, les *Ulva latissima;* et parmi, les *Confervées*, les *Bryopsis plumosa*, *Conferva rupestris*, *Conferva lanosa*, etc., etc.

Mais c'est surtout dans la division des Algues Floridées que se trouvent comprises les variétés décorées des teintes les plus luxueuses et les plus séduisantes. La nature semble avoir voulu opérer, pour ces végétations sous-marines, une transformation de toutes leurs parties, en ce brillant appareil des plantes à fleurs que les botanistes nomment la corolle.

Depuis le rose le plus tendre jusqu'au pourpre le plus riche, toutes les nuances intermédiaires, pures ou combinées, se rencontrent dans les espèces des genres suivants : *Delesseria*, *Nitophyllum*, *Rhodomenia*, *Plocamium*, *Sphærococcus*, *Gelidium*, *Porphyra*, *Polysiphonia*, *Ceramium*, *Callithamnion*, etc., etc.

§ III. *Préparation et conservation des Hydrophytes.*

Le procédé à l'aide duquel on prépare les Hydrophytes pour arriver à leur conservation, peut se diviser en trois opérations distinctes, qui consistent :

1° A dessaler préalablement la plante ;
2° A en opérer la dessication sans retrait ;
3° A déterminer son adhérence au papier sur lequel elle doit rester fixée.

Nous allons les passer successivement en revue.

1° *Dessaler la plante.*

Les sels dont les Algues sont profondément imprégnées, en les rendant hygroscopiques, empêcheraient la dessication de devenir complète ; il faut également les débarrasser des mucosités qu'elles sécrètent et par lesquelles leurs couleurs seraient ternies.

Une macération, dans de l'eau douce qu'on renouvelle trois ou quatre fois durant une heure ou deux environ, suffit pour obvier à ce double inconvénient.

Il est bon de faire observer qu'il convient de n'opérer à la fois que sur de petites masses, et dans un vase d'une certaine capacité. En prenant soin d'agiter légèrement, et à diverses reprises, les plantes en macération, on hâte le résultat proposé, sans que la consistance ou les nuances aient subi aucun changement.

2° *Opérer la dessication sans retrait.*

Il s'agit maintenant d'opérer une dessication aussi prompte et aussi complète que possible, en évitant soigneusement toute déformation et toute contraction des Algues, lorsqu'on les applique sur du papier vélin auquel ces plantes doivent rester indéfiniment fixées.

Celui dont on se sert pour faire adhérer les Hydrophytes pour collection doit être parfaitement blanc, afin de faire mieux ressortir les couleurs et les formes de la plante, être bien collé, et avoir l'épaisseur du papier à dessin ordinaire.

Avant de songer à y étendre l'échantillon dont on s'occupe, il faut qu'il ait trempé préalablement dans l'eau douce, un quart d'heure environ, une demi-heure même, dans un vase à part. La mollesse et la flaccidité des plantes marines, en général, ne permettraient pas de faire, sur du papier sec, le développement de leurs ramifications.

Voici comment on y procède :

Dans un plat d'une certaine étendue, médiocrement profond, à bords de deux ou trois centimètres de hauteur et de forme à peu près semblable à celle de ces plateaux en tôle vernie que l'on emploie ordinairement pour le service de la table ou des rafraîchissements d'un bal (ceux-ci peuvent parfaitement servir), et rempli d'eau douce, on plonge la feuille de papier qui, ainsi que nous venons de le dire, a convenablement trempé, pendant le temps indiqué, dans un vase quelconque. Sur cette feuille on étend, au moyen d'un petit poinçon, l'algue immergée, en ayant soin de conserver, autant que possible, à chaque espèce, le port et le faciès qui lui sont naturels, ou, tout au moins, si l'on ne fait qu'une collection de curiosité, de lui donner une disposition gracieuse.

Lorsque la ramification est trop compliquée, on peut élaguer une ou plusieurs branches principales ou secondaires, mais de façon néanmoins à ne pas mutiler la plante et à ne pas nuire à l'aspect général qu'elle doit présenter.

Lorsque la disposition est jugée satisfaisante, il faut sortir hors de l'eau, et sans dérangement d'aucune des parties, la feuille de papier, ce qui se fait en tâtonnant et en la tirant à soi obliquement et avec lenteur.

Quelque précaution qu'on ait prise et quelque habitude qu'on ait de ce tour de main, les légères fluctuations du liquide occasionnent de petites perturbations que l'on rectifie à l'aide du poinçon, au fur et à mesure qu'on les aperçoit, en replongeant dans l'eau la portion qui s'est déplacée ; quelquefois même il devient nécessaire, si elles ont été trop considérables, de recommencer en entier la préparation.

On place ensuite le papier avec la plante sur un plan incliné, jusqu'à ce que l'eau qui ruisselle à sa superficie soit convenablement égouttée, ce qui a lieu en peu de minutes, de cinq à quinze, selon la saison et la température, et, si l'on remarquait que les plantes eussent encore retenu beaucoup d'eau, malgré l'inclinaison qu'on leur avait donnée, on les épongera avec des chiffons de linge fin, en ayant soin d'appuyer dessus, bien perpendiculairement et sans déviation ni mouvement de torsion, ce qui occasionnerait, inévitablement, un dérangement dans la plante.

Cette opération bien simple en apparence, demande néanmoins un peu d'habitude pour être convenablement pratiquée.

3° Déterminer son adhérence au papier sur lequel elle doit rester fixée.

Dans cet état, la plante doit subir une très forte pression à l'aide de la presse, entre des lits de cinq à six feuilles chacun, de papier commun, le plus sec possible, dans le double but final de produire une siccité parfaite et d'empêcher la déformation de l'échantillon, par suite de sa contraction et du retrait de ses parties constituantes.

L'adhérence de l'hydrophyte au vélin est déterminée par l'encollage à moitié dissous du papier, par suite de sa macération dans l'eau (quelquefois cette cause est suffisante), et aussi par la viscosité qui exsude de la pluralité des plantes marines, ce à quoi contribue d'ailleurs puissamment la pression mécanique recommandée.

Après une heure de pression, il devient nécessaire de substituer, au papier saturé d'humidité, de nouvelles couches de papier sec, et cette opération doit être renouvelée plusieurs fois, jusqu'à parfaite dessication. La fréquence de ces changements diminue à mesure que la dessication avance.

Le papier dont on se sert pour cette préparation des hydrophytes est ordinairement de couleur grise, et peut être commun, mais encore, doit-il être passablement collé, et d'un grain assez uni, pour ne pas détruire la qualité lisse du papier vélin : le même peut servir indéfiniment, tant qu'il n'est pas maculé, en ayant la précaution de le faire sécher à l'air libre ou au soleil.

Pour éviter que la plante n'adhère, ce qui arrive fort souvent, au papier commun employé comme moyen d'absorber l'humidité, on interpose, pour plusieurs des espèces les plus ténues, les plus délicates, entre la plante et le papier gris qui pèse sur elle, du papier huilé ou mieux suïvé, c'est à dire que l'on a saturé de suif fondu au terme d'ébullition.

Cette préparation est facile à faire ; elle consiste à plonger du papier blanc ordinaire dans du suif liquide, à l'état d'ébullition. Il reste couvert après le refroidissement d'une couche de graisse qu'il faut enlever avec un fer chaud ; un fer à repasser le linge, remplit très bien cet office. Sans cette précaution, l'enduit graisseux resté à sa surface, ferait encaustique, empâterait la plante, et l'empêcherait de s'attacher au papier vélin.

On aura donc soin de se procurer une provision de carrés de ce papier suivé, qui pourra remplir très longtemps sa destination.

Il convient d'en couper de diverses grandeurs, afin d'en avoir d'appropriés à la dimension de chaque échantillon qu'ils doivent recouvrir exactement, sans les excéder.

On peut souvent se dispenser de relever ce papier gras, à chaque changement que l'on fait du papier gris absorbant.

On arrive ainsi à limiter l'adhérence de l'hydrophyte à la feuille de vélin destinée à lui servir de support.

La dessication est communément achevée, après un jour ou deux de séjour dans la presse.

A défaut de la presse mécanique, dont se servent les collecteurs phytologistes et qui ne peut être suppléée qu'imparfaitement, on peut, pour un certain nombre d'espèces, exécuter la pression entre deux planches, dont la supérieure serait chargée de poids très lourds, tels que pierres, poids de fonte, etc., en un mot tout ce qu'on peut trouver de pesant à sa disposition.

Une précaution bien essentielle à prendre, est de répartir ses poids d'une manière aussi uniforme que possible sur toute la surface de la planche supérieure, afin que la force compressive agisse également partout.

Ce mode de pression, quelque bien qu'il soit exécuté, est encore loin d'être toujours suffisant ; celui que l'on obtient à l'aide de la presse du botaniste lui est de beaucoup préférable ; aussi la décrirons-nous en quelques lignes, pour ceux qui voudraient en faire les frais, peu dispendieux d'ailleurs.

Cet instrument se compose, dans son plus grand état de simplicité, de deux planches de bois sec, de longueur variable ; celle moyenne de cinquante à soixante centimètres, peut satisfaire à presque toutes les exigences. Leur largeur sera d'environ trente centimètres, et leur épaisseur de six.

Deux vis en fer à pas serrés, longues de quarante-cinq, et d'un diamètre de deux centimètres, les traversent à environ trois travers de doigt de chaque bout. Elles sont fixées par l'une de leurs extrémités à la planche inférieure, tandis que la supérieure reste mobile; c'est sur elle que s'exerce le mouvement de pression, par l'effet d'un écrou muni de deux branches transversales, ou *à volant,* pour serrer à volonté.

Quelquefois les planches cèdent à l'effet de la pression, si l'on n'a pas eu le soin de faire apposer transversalement des bandes de fer un peu fortes, sur la ligne que les vis traversent.

Les hydrophytes ainsi préparées peuvent se conserver pendant un temps indéfini; seulement il faut les maintenir serrées, à l'abri de la lumière qui les décolore et de l'humidité qui les altèrerait à la longue.

Les procédés de préparation, applicables aux grandes espèces d'algues, telles que les *Fucus,* les *Laminaires,* etc., sont peu différents de ceux indiqués ci-dessus; mais ces grands varecs ne peuvent guère figurer dans les petits herbiers d'amateur, et moins encore dans les dessins et paysages de fantaisie, dont nous parlerons bientôt.

Un certain nombre de *Polypiers* flexibles, des genres *Flustra, Sertularia, Nemertesia,* etc., sont remarquables par leur élégance, et à ce titre dignes d'entrer dans les recueils pittoresques que nous recommandons.

S'il arrivait qu'une fois la dessication achevée, la plante n'eût pas contracté avec le papier, des adhérences suffisantes, on fixerait à l'aide d'une dissolution de gomme arabique, les échantillons libres sur des morceaux de vélin de bonne force.

Quelques hydrophytes peuvent subir encore, par la dessication, un retrait plus considérable que le papier, de sorte que celui-ci se grippe, en cédant à la crispation du végétal.

Il n'y a, dans ces cas, qu'à faire ramollir dans le plateau, le *spécimen* avarié et à le presser plus fortement après ; mais ces défauts de réussite seront du reste très rares, si l'on a bien suivi les procédés que nous avons indiqués, si le papier est de bon choix, et surtout, si l'on n'a pas retiré trop tôt ses préparations de la presse.

§ IV. *Application artistique des Hydrophytes à la confection de dessins, paysages, etc.*

On exécute encore avec des algues marines disposées sur le papier, des sortes de paysages de fantaisie, dont le bon effet dépend du choix et de l'assortiment des espèces propres à représenter l'objet que l'on se propose de figurer; ce sont de véritables gouaches ou aquarelles en application, dont la nature et la patience ont fait seules, à peu près, tous les frais. Lorsque ces dessins ont été convenablement soumis à la presse, c'est à peine si le relief de la plante sur le papier reste sensible au toucher, même le plus délicat et le plus exercé.

L'expérience seule et le goût peuvent apprendre quelles espèces il convient d'utiliser pour ces sortes de compositions d'*Album*. Cela dépend de leur couleur, de leur contexture, de leur port, de la disposition de leurs rameaux, etc., etc., selon le sujet qu'on veut exécuter. L'habitude fera vaincre les difficultés que peut offrir ce passe-temps, un des plus agréables que je sache, pour les dames surtout, dès qu'elles commencent à y réussir.

Il ne faut donc pas que les premiers insuccès produisent le découragement, et fassent renoncer à une récréation sédentaire qui bientôt offrira de véritables charmes.

Comme il arrive fort rarement que l'on puisse disposer, simultanément et à l'état frais, des diverses espèces d'algues dont on a besoin pour remplir le cadre projeté, on est obligé de recueillir par provision, sur des carrés de papier séparés, et moins épais que le vélin ordinaire (le papier à lettre bien collé et de bonne qualité convient très bien à cet usage), de nombreux *spécimens* de celles que l'on destine à la composition des paysages en question.

De plus il est certaines espèces d'algues, dont l'adhérence au papier est si intime, et la texture si fragile, si friable, qu'il serait à peu près impossible de les en détacher pour les mettre en place. Dans ce cas, on découpe le papier que l'on applique ensuite avec la plante, au moyen d'une solution de gomme, à la place qu'elle doit occuper.

Inutile de dire qu'une fois son paysage ou dessin terminé, il faut le soumettre, pour en fixer les éléments qui le composent, à l'action de la presse, comme nous avons dit en parlant de la préparation des Hydrophytes en général, d'après les mêmes procédés et en employant les mêmes précautions. (Voir le paragraphe précédent.)

Mais, je le repète, il serait bien difficile, pour ne pas dire impossible, de donner à l'avance une indication des espèces ou variétés propres à figurer un buisson, un arbre, une touffe, un gazon plus ou moins épais et de telle ou telle sorte, etc., etc. Ce n'est qu'au moyen des essais et des tâtonnements, par lesquels il est indispensable de procéder, au début, à ces petits ouvrages d'art, que l'on arrive à la juste appréciation des matériaux qu'il convient d'employer à telle ou telle destination.

Il est avantageux d'esquisser d'abord le dessin que l'on voudra faire, afin que les linéaments tracés puissent servir de guides, dans l'application des varecs qu'on ne fera alors que plus tard. Quelques traits à la plume ou au crayon jetés sur le papier seront aussi, quelquefois nécessaires après, pour corriger certaines imperfections. Dans d'autres circonstances, ce sera pour ajouter à l'effet. Il sera bon de les faire alors, à l'avance, et de les recouvrir ensuite par la plante. Ils en produisent, surtout, un fort bon, avant l'application des *Porphyra purpurea,* qui, en raison de leur transparence, laissent facilement apercevoir ce qui a été premièrement tracé sur le papier. On se sert généralement de cette variété pour faire, par ce procédé, des chaumières, des monuments, des tombeaux, etc., etc., et cette même transparence permet de distinguer nettement les détails, inscriptions, etc., qu'on a d'abord figurés, et qu'on dirait ne l'avoir été qu'après coup, sur l'hydrophyte elle-même.

Quelques touches habilement ménagées, au *lavis*

à la *sepia*, ou à d'autres couleurs délayées à l'eau, pourront être, avec avantage, employées dans le même but, pour fondre les teintes, leur servir de transition, et adoucir un peu la raideur et l'austérité des contours.

Enfin, pour ajouter à l'harmonie et à la perfection de ces sortes de paysages, toujours il est vrai un peu abruptes, mais auxquels l'originalité et le primitif ne laissent pas que de donner un mérite réel, on pourra se servir en même temps que de varecs de mer, de quelques algues d'eau douce, les entremêler et les marier ensemble, selon leur aspect et les besoins, en suivant de tout point, pour ces dernières, les mêmes procédés d'application que nous avons décrits jusqu'ici.

§ V. *Dessication et conservation provisoire des Hydrophytes.*

Outre la disposition provisoire, que nous venons d'indiquer, des plantes marines sur du papier à lettre ordinaire, assez fort et bien collé, pour être employées plus tard, au fur et à mesure des besoins, à la confection d'objets pittoresques et artistiques; on peut encore tirer parti de la propriété qu'ont, ainsi que nous l'avons établi, presque toutes les espèces d'hydrophytes, de revenir par l'immersion à une vie apparente, ou à un état au moins qui se rapproche presque tout à fait de celui qui leur est naturel, pour en faire de nombreuses collections qu'on pourra remporter dans ses foyers pour ne s'occuper de leur arrangement, que plus tard, et à loisir.

Comme toutes ces plantes, ainsi que nous l'avons dit, sont plus ou moins imprégnées de sels marins, la dessication pure et simple ne suffirait pas à leur conservation ; celle-ci ne se ferait que très imparfaitement, et elles garderaient des propriétés hygrométriques qui les exposeraient à de nombreuses altérations ; c'est ce qu'il faut empêcher.

On doit donc préalablement les faire tremper dans de l'eau douce, en évitant de mettre une trop grande quantité de plantes dans le même vase, et en ayant, autant que possible, soin de ne pas trop mêler les espèces ; car il en est de si frêles, qu'on ne pourrait les introduire pêle-mêle dans ce réceptacle commun, sans les faire souffrir et leur faire subir, par un contact réciproque, des perturbations dans leur composition ou dans leur couleur, ce qui apporterait un endommagement à leur aspect. De plus, on observe, chez beaucoup d'entre elles, une délicatesse de contexture, ou bien une consistance muqueuse ou gélatineuse telle que l'agglutination des individus, ou des rameaux entre eux, ne manquerait pas d'avoir lieu pendant cette macération.

L'eau doit être renouvelée quatre à cinq fois au moins, pendant l'opération. Les *Fucacées* et les *Laminariées* seront convenablement dessalées, après avoir été une fois ou deux dans l'eau. Pour les espèces peu charnues, d'un tissu peu serré, ou filamenteuses, une immersion d'une demi-heure sera suffisante. Une macération plus longue, produirait la décomposition.

Il s'agit maintenant de faire sécher ces plantes.

C'est à l'ombre, dans un lieu bien aéré, qu'il faut les étendre en divisant les masses, et écartant les rameaux, de manière à ce que la siccité s'effectue le plus promptement possible.

Des cordes tendues sont employées à cet effet. Il suffit de disposer dessus les hydrophytes, sans trop les entasser les unes sur les autres, et d'abandonner ensuite le desséchement à lui-même.

Au bout de quelques jours, on verra souvent ces plantes se couvrir d'efflorescences salines, ou même, ce qui semble beaucoup plus extraordinaire, dans certaines espèces, ces efflorescences seront saccharines, et assez abondantes; et disons-le en passant, peut-être y aurait-il là, pour l'industrie, un parti à tirer de cette propriété.

On devra faire tomber en partie ces efflorescences par de légères succussions et percussions exercées sur les thalassiophytes qui offriraient ces particularités.

Ces soins accomplis, les plantes peuvent être entassées en paquets et se conserver, même plusieurs années, en attendant la préparation définitive, ou l'emploi aux usages que nous avons indiqués; pourvu, toutefois, qu'on ait eu l'attention de les déposer dans un lieu privé d'humidité, et abrité contre la lumière, afin d'empêcher la décoloration.

Parmi les hydrophytes, susceptibles d'être ainsi provisoirement préparées et conservées, il y en a qui, à raison de la multiplicité et de la finesse de leurs divisions, s'étendraient difficilement avec la main, pour être mises au sec, et s'entremêleraient ensuite de manière à rendre la préparation ultérieure embarassante.

Il convient de jeter celles-ci rapidement sur des

carrés de papier en les y étalant incomplètement et de les laisser sécher en cet état, sans pression, et à l'air libre; puis on les rassemble en empilant ces carrés de papier.

Lorsqu'on veut rappeler plus tard ces plantes à une vie apparente, il suffit de les immerger, pendant un temps variable selon les espèces, dans de l'eau douce ordinaire. L'habitude et des tâtonnements, peuvent seuls faire apprécier la durée d'immersion suffisante, pour que les variétés susceptibles de reprendre, par l'imbibition, leurs caractères naturels et de revenir à un état à peu près normal, aient recouvré leurs propriétés.

Telles sont les considérations abrégées, relatives aux hydrophytes, que je désirais mettre à la connaissance et à la portée des baigneurs.

Préparées avec les soins que j'ai indiqués, ces productions aquatiques peuvent, ainsi que nous l'avons déjà dit, se conserver indéfiniment, sans qu'on soit obligé de les faire passer comme les *Phanérogames* dont on veut garantir la durée, par une dissolution de sublimé-corrosif; opération longue, et qui n'est pas sans danger pour celui qui s'y livre.

La seule précaution à observer, est de placer

ces collections dans un appartement qui ne soit point humide, ni trop fortement chauffé.

Les cartons, cahiers ou fascicules composant l'herbier, doivent être tenus étroitement serrés, afin que les plantes soient constamment soustraites à la lumière et inaccessibles aux variations atmosphériques.

Les dessins et paysages en hydrophytes se conservent de la même manière.

Si on voulait les rendre aptes à être exposés facilement aux regards, il faudrait les faire encadrer de telle manière que le verre du cadre exerçât sur le dessin une compression assez forte, et de plus, les soustraire au contact permanent des rayons lumineux, qui ne tarderaient pas à en altérer et même à en détruire presque totalement les couleurs.

Je ne veux pas terminer ces chapitres, sans donner à mes lecteurs l'indication des auteurs auxquels ils devront avoir recours, dans le cas où ils voudraient faire plus qu'une distraction de leurs préparations algologiques, et où ils désireraient les classer suivant un ordre méthodique et les étudier scientifiquement.

Il n'existe point en français de traité d'Algologie

descriptive ou particulière. Les Anglais nous ont devancé sur ce point, comme sur bien d'autres, ils nous devanceront encore.

Cela tient, à n'en pas douter, à l'émulation bien naturelle, en raison des encouragements de toute espèce qu'on donne chez ce peuple, et aux récompenses que dans ce pays à vues si positives, l'on sait avec tant de discernement accorder à tout ce qui a un mérite réel, un but utile, une louable destination....,.. Ce temps viendra peut-être chez nous !

Je recommanderai donc deux excellents livres anglais, dont on peut faire usage pour l'étude des Algues de la France. Le premier a pour titre : *Algæ Britannicæ*, or, *descriptions of the marine and others inarticulated plants*, etc., etc., etc, By, ROBERT KAYE GREVILLE. Edimburgh. 1830.

L'autre a pour auteur : WILLIAM JAKSON HOOKER, et est intitulé : *The English Flora*, of sir JAMES EDWARD SMITH : *Cryptogamia*, by. W. J. HOOKER. London 1833.

Ce dernier ouvrage comprend toutes les Algues connues de l'Angleterre et représente à peu près toutes les richesses algologiques de la France.

Espérons pourtant que, bientôt chez nous, cette lacune sera comblée, et que, sous ce rapport, nous finirons par arriver au niveau de nos voisins.

Un professeur de l'Académie de Caen, *M. Chauvin,* que j'ai déjà eu occasion de nommer, a entrepris de publier *en nature,* sous le titre de *Algues de la Normandie,* l'ensemble des algues marines et d'eau douce qui croissent dans cette province.

Cette publication faite en vue de populariser l'étude si difficile des *Cryptogames* aquatiques, est exécutée avec un soin et un talent tout à fait remarquables, ceux d'ailleurs que *M. Chauvin,* au su de ceux qui le connaissent, met tout ce qu'il entreprend et exécute. Cette publication dis-je, ne peut manquer de piquer au plus haut point l'intérêt et la curiosité des savants, ou de ceux qui cherchent à le devenir ; je la leur recommande (*).

Les ouvrages que j'ai cités, sont du reste des traités tout à fait spéciaux et sérieux, et dans lesquels l'étude des hydrophytes est envisagée sous un point

---

(*) Les Fascicules, 1 à 8, sont en vente, chez l'auteur à Caen. Prix de chaque livraison ou fascicule, 10 fr. L'ouvrage complet aura *douze* livraisons, environ, et sera prochainement complété.

de vue éminemment scientifique. J'éprouve le regret, pour les amateurs, de n'avoir pas à leur signaler un livre entièrement élémentaire et à leur portée, pour les aider dans leurs premiers essais. Je ne crois pas qu'il en existe.

SECTION IV.

CHAPITRE V.

APERÇU SUR LES CÔTES, ENVISAGÉES SOUS LEURS POINTS DE VUE GÉOLOGIQUE ET MINÉRALOGIQUE.

Nous avons vu que les côtes étaient formées, en certains endroits, d'escarpements et de rochers, auxquels on a donné le nom de *Falaises*.

VARIÉTÉS.

Nous ne parlerons que de celles qui ceignent le littoral du Calvados, et encore n'en dirons-nous qu'un mot.

La plupart des falaises qui bordent ce département, appartiennent aux terrains secondaires des géologistes.

Tout le monde sait que les terrains dits *secondaires* en géologie, font partie de la grande classe des terrains *stratifiés* ou *Neptuniens*, c'est à dire qu'ils ont été formés sous l'eau. Ils renferment des débris organiques plus ou moins nombreux ; ils se sont constitués couches par couches ; ces couches restent distinctes, et conservent une épaisseur à peu près uniforme sur une grande étendue.

Ils diffèrent des terrains appelés *primitifs* et qui eux, appartiennent à la classe des terrains *non stratifiés* ou *Plutoniens*, en cela que ces derniers sont entièrement composés de roches cristallines, et qui ont été soumises à un refroidissement lent, après avoir été primitivement en fusion. Là, plus de couches distinctes.

Quelques points du littoral normand notamment ceux de Langrune, Luc-sur-Mer, Lyon-sur-Mer, Ouistreham, les Vaches-Noires surtout, falaises escarpées, situées entre Dives et Trouville, celles encore d'Hennequeville, plage sur laquelle on prend les bains *dits* de Trouville, sont très riches en fossiles intéressants, tels que coquilles marines, Oursins, Polypiers, etc.

Quant à la minéralogie proprement dite, elle est à peu près insignifiante sur nos côtes normandes.

Nous renvoyons du reste à la *Topographie géognostique* de notre honorable compatriote, M. A. de Caumont, les personnes qui désireraient un bon guide dans leurs explorations géologiques en Normandie.

§ *Manière de recueillir les divers fossiles.*

La manière de recueillir ces divers fossiles, est simple; il s'agit seulement de ne pas les mutiler ni les détériorer, en les arrachant à la gangue rocheuse dans laquelle ils sont incrustés.

On peut se servir du ciseau à froid et du marteau pour opérer cet enlèvement; avec ces instruments, on fracture les parties environnantes, on isole la pétrification que l'on convoite, et, à l'aide de légères pesées, on finit par arriver à son but. Mais il faut quelquefois de grandes précautions et une certaine habitude, pour ne pas endommager l'échantillon que l'on veut obtenir, surtout, lorsque après l'avoir détaché de la masse, on veut le nettoyer et le débarrasser des matières étrangères qui, parfois, y sont très fortement adhérentes.

Ces divers fossiles peuvent se collectionner en tous temps, mais c'est surtout à l'époque des plus hautes marées, qu'on a le plus de chances d'en rencontrer davantage, la mer à ce moment faisant un plus grand retrait et laissant plus de rochers à découvert.

Le nombre de ces pétrifications sera encore d'autant plus considérable que la saison, pendant laquelle on se livre à ces recherches, aura été précédée d'un hiver rigoureux et de fortes gelées ; les éboulements de terrain et les divisions naturelles des gisements, étant plus fréquents alors, qu'en tout autre temps, et que par toute autre cause.

SECTION V.

CHAPITRE VI.

DES COQUILLES MARINES, ET DES OUVRAGES ARTISTIQUES
QU'ON PEUT COMPOSER AVEC ELLES.

On trouve sur les côtes de la Normandie d'assez nombreuses espèces et variétés de coquilles; mais il en est fort peu qui nous paraissent de couleurs et de formes véritablement jolies et séduisantes à l'œil. Cela tient peut-être à la grande habitude que nous avons de les y rencontrer, car plusieurs, examinées sérieusement et sans prévention, offrent assurément des dispositions fort gracieuses.

Parmi ces dernières, nous citerons particulièrement celles appartenant aux genres *Donace, Venus, Porcelaine, Telline, Trochus,* etc. Elles sont généralement assez communes; il suffit, pour se les procurer, de les ramasser sur le sable où la mer les a rejetées, ou d'en opérer le triage dans les varecs qu'elle a laissés sur les bords, et avec lesquels elles sont souvent confondues et intriquées. D'autres se rencontrent spécialement dans les petites flaques d'eau, ou dans les fissures des rochers sous-marins, où l'on peut les recueillir à la marée basse.

Avouons-le néanmoins, les coquilles de nos pays n'approchent pas, pour leur gracieuseté, sous tous les rapports, de celle de la plupart de ces coquilles si variées des pays lointains d'outre-mer, des régions tropicales surtout, que dans presque tous les ports maritimes, ou établissements de bains, de nombreux marchands sédentaires ou ambulants de curiosités exotiques, exposent aux regards, ou viennent offrir aux promeneurs, pendant la belle saison.

Des fausses fleurs d'un effet fort agréable, de petits personnages même, de divers caractères, quelquefois assez originaux, peuvent se faire par l'assemblage de coquilles de différentes espèces, choisies pour ce genre de travail.

Dans certains cas, on ne peut les affecter à cet usage, telles qu'on les rencontre, et il est indispensable de les soumettre préalablement à l'opération de la teinture ; d'autres veulent être auparavant taillées et modifiées dans leurs formes ; quelques espèces au contraire peuvent être employées, sans qu'il soit nécessaire de leur faire subir aucune modification préparatoire de forme ou de couleur.

De ce nombre, et pour la confection des fleurs, on peut citer le *Tellina donacina*, répandu sur notre littoral normand. Plusieurs autres productions marines, du même genre *Tellina*, indigènes et exotiques (*Tellina punicea*, *Tellina pulchella*), servent fréquemment aussi à la même destination.

Il suffit de les arranger avec art, sur un support ou réceptacle commun, soit un bouchon de liége convenablement façonné, soit même une coquille de forme appropriée à remplir cet usage, et de les y assujettir dans la disposition voulue, à l'aide de colle forte bien gluante, ou d'une dissolution de gomme laque bien adhésive.

C'est ainsi que des fleurs d'églantier et de jasmin, très exactement simulées, se confectionnent, de la manière la plus simple et la plus aisée, avec les valves d'*Anatif* (*Lepas pollicipes*. Linnée).

On obtient encore une imitation parfaite de la fleur double du *Chrysanthême des Indes* (*Pyrethrum sinense*. Sabine), avec les pièces appendiculaires de la *Pholade commune* (*Pholas dactylus*. Linnée), etc., etc.

Pour compléter l'illusion; dans les fleurs artificielles en coquilles, on ajoute, comme pour celles en étoffe ou en papier, des pistils et des étamines, que l'on trouve tout prêts, en paquet, chez les marchands de ces sortes de fournitures.

Les fleurs ainsi préparées se montent sur des tiges en fil de fer, de force et grosseur variables, légèrement entourées de coton, et recouvertes ensuite d'une petite bandelette de papier d'une couleur appropriée.

Quant aux feuilles dont il faut les parer, les meilleures sont celles en papier, taillées à l'emporte-pièce. On en trouve aussi de faites d'avance, pour la plupart des variétés de fleurs imitables, dans presque tous les magasins de papeterie, ou de fournitures spéciales à ce genre d'ouvrages.

Enfin, une fois la fleur entièrement disposée, quelques personnes y étendent à l'aide d'un pinceau délicat, en blaireau, une couche légère d'un vernis transparent.

Cette dernière opération y ajoute un brillant, qui ne laisse pas que d'augmenter son bon effet, et de la rendre moins susceptible de s'altérer au contact de l'air et de la lumière.

Une foule de ces mêmes coquilles, très multipliées sur le littoral, se peuvent appliquer à la surface de petits ouvrages de tabletterie, tels que boîtes, étuis, coffrets, tabatières, etc., etc., et, disposées avec un art symétrique, forment des sortes de mosaïques bizarres d'un aspect quelquefois agréable, et recherchées, surtout par les personnes qui ne sont pas accoutumées aux curiosités qu'offre la mer.

Convenablement assorties, les espèces les plus communes, sont souvent dans ce genre de travail, celles qui produisent le meilleur effet. J'ai vu de simples valves de moules *(mytilus)*, de différentes couleurs et dimensions, ainsi arrangées, former des dessins tout à fait gracieux.

Le mode d'application de ces coquilles est on ne peut plus facile. Il ne demande que du goût et de la patience.

On commence par dessiner son plan et tracer ses lignes, sur la boîte ou le meuble que l'on veut décorer ainsi.

Il est bon de faire une seconde esquisse de ce même plan, sur une feuille de papier ou de carton de dimension exactement semblable, ou même de calquer sur un tissu ou trame transparente, le dessin premier, afin d'en avoir un *fac simile* tout à fait pareil.

Ce travail préparatoire une fois exécuté, on dispose à sa volonté sur ce papier ou carton, en suivant toutefois le plan tracé, ses coquilles, selon l'ordre ou l'agencement qui s'accorde le mieux avec leurs couleurs, leurs dimensions, etc.

On aura le soin de commencer par les plus grandes; l'on remplit les intervalles et les *hiatus* avec les plus petites, et l'on ne s'arrête que lorsqu'on est satisfait de l'arrangement obtenu.

Cette première opération terminée, on recouvre d'un enduit bien adhésif, transparent autant que possible, et susceptible de sécher facilement (colle forte, gomme laque, solution de gomme arabique concentrée), toute la surface sur laquelle on veut définitivement fixer sa mosaïque, et, l'on reporte l'une après l'autre, en observant toujours la direction des lignes et contours, chacune des petites pièces qui doivent la composer, en les relevant successivement de dessus le spécimen qu'on en avait préablalement fait, puis on laisse sécher.

Lorsqu'on est un peu au courant de ces sortes d'ouvrages, le plus souvent, il n'est pas même besoin de disposer deux fois ses coquilles ; on se contente d'enduire la partie qui doit adhérer au plan qu'il s'agit de recouvrir, avec un peu de l'encaustique collant qu'on a choisi, et on l'applique ensuite sur les lignes tracées à l'avance.

L'on conçoit qu'il nous est impossible de donner à ces sujets des règles ou préceptes fixes. Nous ne pouvons que répéter ce que nous avons dit à propos des paysages et dessins composés par l'assemblage des varecs.

La réussite et le talent en ce genre, ne peuvent se tirer que de l'expérience et de l'habitude, et, pour peu qu'on soit doué de quelque goût, il sera facile, ayant les matériaux nécessaires, et un bon modèle sous les yeux, de l'imiter parfaitement, et même d'arriver à composer d'idée, une foule d'objets de fantaisie.

Cette occupation est en somme, pour le baigneur désœuvré, un fort agréable passe-temps.

Il est souvent assez facile de varier la forme et l'aspect de coquilles de la même espèce.

La forme; en en mutilant les bords à l'aide de tenailles incisives, ou de la lime; mais, ainsi, on les brise souvent. Il faut plutôt avoir recours à l'usure, par le frottement sur un grès, ou mieux sur une meule ordinaire à repasser, en ayant soin de laisser la coquille plongée dans l'eau qui sert à humecter la meule, comme ont coutume de le faire les opticiens, pour la taille des verres à lunettes. On ne court pas le risque, ainsi, d'enlever des éclats à leurs valves, et on les modifie beaucoup plus uniformément que par tout autre procédé.

Quant à l'aspect; outre les opérations de la teinture générale, en toutes les nuances possibles, ou de l'application directe des couleurs à l'aide d'un pinceau, on sait que par la décortication, beaucoup de coquilles revêtent sur toutes leurs surfaces, des couleurs nacrées très brillantes, qui étaient auparavant masquées, à leur état naturel, par une croûte terne et rugueuse.

On obtient cet effet par une macération plus ou moins prolongée dans de l'acide hydrochlorique ou nitrique (eau forte), plus ou moins étendus d'eau, dans des proportions variables, de une à quatre parties d'acide contre douze parties d'eau, selon l'affinité de l'acide pour la base des incrustations calcaires qui recouvrent la coquille.

Il n'y a que l'habitude, et des tâtonnements qui puissent, seuls encore, indiquer ces différentes proportions, et il est impossible d'établir *à priori*, à ce sujet, des règles positives.

En général, on fera bien de commencer son opération dans un liquide peu chargé de principes acides, sauf à en augmenter graduellement la quantité, selon les besoins, ce que l'on juge à l'intensité de l'effervescence qui se manifeste pendant la macération.

SECTION VI.

CHAPITRE VII.

CHASSE AUX OISEAUX DE MER. — MANIÈRE DE LES PRENDRE VIVANTS.

J'ai dit en parlant des distractions et plaisirs que l'on peut prendre au bord de la mer, que la chasse était un de ceux auxquels le baigneur pourra le plus salutairement se livrer le long des côtes, où les oiseaux aquatiques sont en général fort nombreux, surtout après les gros temps.

Je crois donc lui être agréable en lui indiquant quelques procédés, à l'aide desquels il pourra se rendre maître de ces hôtes de l'air et de la surface des flots.

Je ne parlerai pas en détail de la chasse au fusil; tout le monde la connaît. Pour s'y livrer avec avantage, il faut de l'exercice, du coup d'œil; et avec de l'habitude, on y devient plus ou moins adroit.

Je me permettrai seulement à son égard quelques brèves observations.

On doit, en général, se servir, pour la chasse au gibier de mer, de plomb d'un numéro moins élevé que pour le gibier de terre, ce premier étant plus coriace, plus recouvert de plumes fortement intriquées, denses et serrées, et plus difficile par conséquent à frapper à mort. Les numéros du calibre *cinq* à *deux* seront surtout employés.

Je recommanderai encore à ceux qui prendront ce plaisir, de ne jamais tirer les oiseaux de mer, lorsqu'ils viennent en face ; le plomb rencontrant le lisse de leur cuirasse emplumée que nous avons dit être fort épaisse, glissera sur elle, sans que l'animal le sente à peine, même à d'assez petites portées. Le chasseur devra donc toujours se posséder assez pour les laisser passer, et les prendre soit de côté, soit à *rebrousse-plume;* il aura de cette façon beaucoup plus de chances de ne pas les manquer.

Enfin, si le hasard le sert assez favorablement, pour qu'en tirant un oiseau, il ne fasse que lui briser une aile, et que celui-ci, inapte désormais à voler, ne puisse plus que courir sur le sable ; il se gardera bien de le ramasser : il le laissera au contraire, sans le perdre de vue, et en le suivant à distance convenable, librement arpenter les grèves à son gré.

Soit curiosité, soit pitié, soit que tout autre instinct les y pousse, d'autres ne manqueront pas d'accourir auprès de leur camarade ; et, par cette tactique, on se trouvera à même d'en tuer un plus grand nombre. Elle réussit bien, surtout pour les oiseaux de petite espèce, qu'on désigne généralement sous le nom de menu gibier.

Mais, c'est particulièrement sur les manières de prendre vivants les oiseaux de mer, que je veux ici appeler l'attention du baigneur.

Pour y parvenir, on peut, ainsi que nous l'avons

dit (chapitre VI, troisième partie), se servir de filets, d'hameçons, ou de lacets.

Nous ne parlerons que de ces deux derniers moyens, le premier n'étant guère employé que pour chasser la *Macreuse* (*Anas nigra* Linnée), sorte de canard, fort commun, pendant l'hiver, sur toutes les côtes de France, et qui ne peut se prendre ainsi, qu'en cette saison, ce qui, comme on le comprend, est fort peu important pour le baigneur.

On se prépare à cette chasse à l'hameçon de la manière suivante. Il faut se munir :

1° D'une ligne de grosseur moyenne, plutôt fine que forte, et longue de vingt-cinq à trente brasses.

On entend par ligne, dans ce cas, une corde bien ouvrée, dite *fil de fouet*, du diamètre de deux à trois millimètres à peu près, et longue d'environ cinquante à soixante mètres ; la brasse équivalant, approximativement, à cinq pieds et demi ou six pieds anciens, c'est à dire presque deux mètres.

2° D'hameçons de force moyenne, plutôt petits que grands (les numéros cinq à huit du commerce conviennent fort bien), et terminés, à leur extrémité mousse, par un œil à jour.

On fixe chacun de ces hameçons sur un fort fil ciré, ou une ficelle fine et cirée, longue de quarante à soixante centimètres (environ un pied et demi à deux pieds). On en dispose ainsi, une quarantaine.

Ces préparatifs faits, on amorce ses hameçons d'avance. Il faut en varier l'appât. De petits lambeaux de viande fraîche, de poisson frais, coupés en dés, des vidanges de volaille ou de poisson, des cuisses de grenouilles, des morceaux de crabes qu'on a écartelées, des crevettes crues, de gros sauticots recueillis sur la plage, des vers de terre ou de sable, etc., etc.; sont ceux dont les gros oiseaux marins sont le plus friands, et qui les appâtent le mieux.

Il faut avoir bien soin de dissimuler le piége, autant que possible, pour tromper la vigilante finesse de ces animaux, auxquels on tend ainsi une embûche, car, leur instinct de défiance est extrême, et ne peut guère être surpassé que par leur voracité.

On attache ensuite à une des extrémités de sa ligne, une pierre assez pesante pour offrir une certaine résistance à la traction, et on la fixe ainsi dans le sable, puis, on déroule sa corde derrière soi, en y attachant par un nœud bouclé, de mètre en mètre à peu près, l'extrémité libre de la ficelle à laquelle sont appendus les hameçons disposés ainsi qu'il a été dit, de manière à ce que le leurre puisse librement flotter et être déplacé à chaque remous de la vague.

La ligne ainsi armée, doit être placée, à la marée basse, sur le bord d'un des bancs de sable éloignés du rivage, et qu'on a remarqué être particulièrement affectionné par les mauves, goëlands, etc., et autres gros oiseaux de mer, comme lieu de réunion et point de repos. Ce sont ceux surtout qui sont les plus humides et que parcourent, en serpentant, de petits ruisseaux qui, en raison de la pente du terrain et de l'égouttement, viennent se rendre à la mer.

Là aussi se trouvent, en plus grand nombre, les divers petits poissons et coquillages, dont ils font leur pâture habituelle, et les crustacés et mollusques, à coquilles unies ou plurivalves, dont ils savent casser la dure enveloppe avec tant de dextérité d'un coup de bec, pour en harponner et engloutir le contenu, avec un plaisir qu'on les voit manifester ensuite, par une attitude de satisfaction, et une pose triomphale toute particulière.

On peut se dispenser de se servir de la ligne, et se contenter de fixer chacune des extrémités libres de la ficelle à laquelle sont attachés les haims, à une pierre de moyenne grosseur, du poids de un demi, à un kilogramme à peu près, et de les semer ainsi de distance en distance, aux lieux et endroits que je viens de signaler : puis, on se retire à l'écart, en faisant des vœux pour que le gibier, poussé à sa perte par un malheureux hasard, vienne se prendre de lui-même.

Si l'on a pu se procurer vivants, un ou deux oiseaux de mer des espèces citées, et dont on se sert comme d'*appelants*, en les attachant par une patte, et en les piquant à l'aide d'une corde et d'un petit pieu enfoncé dans le sable, au voisinage du piége ; cette chasse est à peu près infaillible, surtout vers la fin d'août, et dans les mois de septembre et octobre. A cette époque en effet, ces animaux ont tout à fait fini leurs dernières couvées. Ils abandonnent alors les rochers et les marais où ils ont fait leurs pontes, pour revenir à la mer accompagnés de leurs petits, beaucoup plus faciles, à cause de leur inexpérience, à attraper que les vieux, et chez lesquels on dirait que l'instinct de la défiance et de la conservation, n'est encore qu'à l'état rudimentaire.

Mais, je le répète, le plus difficile, est de se procurer les premiers.

Lorsque quelques uns se sont pris, si l'on ne peut décrocher l'hameçon qui les a retenus, on se contente de couper la ficelle le plus près possible de son point d'attache avec lui, et, soit que l'animal l'avale, soit qu'il séjourne dans les parties molles, ou qu'il soit à la longue rejeté au dehors, il est bien rare qu'il détermine des accidents et qu'on s'aperçoive de sa présence.

Quant à la chasse au lacet, elle se prépare, à peu de choses près, de la même manière. On confectionne ses engins en crin, et on les dispose de la même façon que les hameçons, sur une ligne, ou bien, on les assujettit, chacun, à une pierre assez pesante pour faire serrer le nœud coulant du lac, offrir un contrepoids à l'oiseau qui s'y prend, et l'empêcher de s'envoler avec.

Il est nécessaire pour cette chasse, plus encore que pour la précédente que je viens de décrire, d'avoir des appelants, sans quoi le plus souvent, elle court grand risque d'être infructueuse.

C'est surtout aux mouettes et autres menus gibiers de mer, qu'on fait la guerre par ce dernier procédé, et, il n'est pas moins urgent que dans le premier, de lutter avec lui de ruse, et d'une très grande finesse que l'habitude seule peut faire acquérir, pour parvenir à faire tomber en son pouvoir quelques uns de ces volatiles.

Il sera bon, du reste, de recourir aux lumières et à l'expérience, à ce sujet, de vieux pêcheurs et chasseurs de la côte, dont quelques uns sont ordinairement passés maîtres en ce genre de talent. Ils ne manqueront pas de vendre, ou de louer des appelants, ou au moins de donner au novice tous les documents nécessaires, tant sur la manière d'imiter les divers cris de ces oiseaux, chose moins difficile qu'on ne le pense, que sur le meilleur moyen de les prendre, et les différentes ruses qu'il convient d'employer suivant les espèces de gibiers, la saison, la direction des vents, etc., etc.; soit encore pour tourner convenablement les nombreuses volées, qui se sont posées à terre, les faire s'enlever à propos, pour les rabattre sur le lieu désiré, et bientôt après, la fortune aidant, venir enfler le carnier du chasseur.

SECTION VII.

CHAPITRE VIII.

MOYENS DIVERS DE CONSERVATION DES OISEAUX, POUR POUVOIR LES EMPORTER AU LOIN. — UN MOT SUR LEUR TAXIDERMIE ET SUR LEUR PRÉPARATION PAR LE PROCÉDÉ GANNAL.

J'ai souvent rencontré des baigneurs, surtout parmi ceux qui étaient venus de la France, les plus éloignés de la mer, désireux de remporter chez eux, comme objets de curiosité, quelques uns des oiseaux marins qu'ils avaient pris ou tués eux-mêmes, ou qu'ils s'étaient procurés sur les côtes.

Quelques espèces, parmi les *Échassiers* particulièrement, sans être rares sur le littoral, le sont dans l'intérieur des terres, et ne manquent pas d'ailleurs d'une certaine élégance dans leur port, et de gracieuseté dans leur prestance, qualités qui les font généralement rechercher.

§ I. *Comment on doit les conserver vivants.*

Si l'on a eu ces oiseaux vivants, et qu'on désire les garder tels, la chose est on ne peut plus facile; il suffit de leur arracher ou de leur couper quelques unes des grandes pennes d'une des ailes; le défaut d'équilibre qui en résulte pour eux, dans les tentatives qu'ils font pour s'élever dans les airs, les empêche de prendre leur vol, et ils ne tardent pas à s'accoutumer à leur état d'esclavage, et même à s'apprivoiser très facilement, une fois qu'ils ont reconnu l'impuissance de leurs efforts pour s'enfuir.

Tous sont en général faciles à nourrir. De la chair crue, des restes de viande cuite, des vers, et les autres substances que nous avons indiquées comme appât, feront la base de leur alimentation.

Il sera bon de leur donner aussi, à discrétion, de l'eau fréquemment renouvelée, dans un vase assez grand, à défaut de pièce d'eau, pour qu'ils puissent s'y baigner à leur aise, ce qui ne contribue pas pour peu à l'entretien de leur vigueur et de leur bonne santé.

Du reste, en ayant soin de fendre d'un coup de ciseaux, les membranes inter-digitales, dans les espèces palmées (palmipèdes), on pourra les laisser en liberté dans les enclos et jardins, et, ils paieront le droit de bourgeoisie qu'on voudra bien leur accorder, en faisant une guerre incessante et d'extinction aux vers et insectes, nuisibles aux plantes. Mais, il est nécessaire de couper les toiles des pattes dont j'ai parlé, sans quoi, ils foulent par leurs piétinements continuels, pour forcer les vers et les insectes à sortir, la terre des carrés et plates-bandes, surtout, si elle a été fraîchement remuée, écrasent les menues plantes, et deviennent le cauchemar des jardiniers.

Ces animaux sont doués d'une certaine intelligence, s'habituent bien à venir à la voix qu'ils ont coutume d'entendre, surtout, si à leur amitié, presque toujours intéressée, se joint l'espérance de recevoir de la part du maître, quelque morceau de pâture à leur goût.

Il serait imprudent d'enfermer dans une volière avec d'autres oiseaux plus faibles qu'eux, des goëlands de grosse espèce ; souvent ils deviennent des hôtes fort dangereux pour leurs compagnons de captivité, et j'en ai vu un entre autres qui s'était arrogé le droit de régner sur ses commensaux, en véritable tyran, et de disposer de leur vie à son gré.

§ II. *Moyen de les conserver morts.*

D'autres personnes au contraire, tiennent peu à conserver vivants les oiseaux de mer, et préfèrent même n'en emporter que la peau, pour les faire empailler plus tard.

Malheureusement, la saison des bains, qui est celle de l'été et du commencement de l'automne, n'est guère favorable à l'empaillement, et surtout à celui des oiseaux dont nous nous occupons ici. Ils sont, à cette époque, dans le moment de leur mue ; la nature les prépare à revêtir leur chaude robe d'hiver, dont la pousse n'est tout à fait terminée qu'à l'arrière-saison, de telle sorte qu'il est à peu près impossible alors, de les empailler et de les conserver comme il faut. Ce n'est que plus tard, pendant l'hiver, qu'on peut le faire avec avantage : aussi, n'entrerons-nous, par ces raisons, que dans de fort courts détails sur les procédés taxidermiques à suivre en pareil cas, mais, pourtant encore, les donnerons-nous suffisants, pour que nos lecteurs puissent en avoir une exacte idée. Ils pourront du reste suppléer à ce que nous aurons d'incomplet, par leur intelligence, et par les recherches complémentaires que je les engage à faire à ce sujet, dans le *Manuel de l'empailleur* publié par l'éditeur *Roret*, rue Hautefeuille à Paris, au nombre de sa collection encyclopédique.

§ III. *Soins préparatoires.*

Si l'oiseau a été abattu d'un coup de feu et que les plumes soient maculées de sang, on commencera par les laver doucement, avec une légère eau de savon, dont on imbibera modérément les plumes, en frottant toujours dans le sens de leur couche, et sans jamais les rebrousser.

Ce premier lavage fait, on en fera un second avec de l'eau pure, dans laquelle on pourra ajouter et faire dissoudre, un peu de sulfate de soude.

Toute trace de sang ayant disparu, on abstergera tout ce qui pourrait rester d'humidité, en saupoudrant les parties mouillées, de couches répétées de plâtre en poudre, très fin et bien séché. Celui qu'on aura fait sécher au four, ou par exposition à un soleil ardent, sera le meilleur.

On répètera cette opération, cinq à six fois, et même plus, s'il était nécessaire; jusqu'à ce que la poudre de plâtre retombe bien pulvérulente, en ayant soin de râcler légèrement, avec un instrument mousse, celui qui resterait adhérent aux plumes. On prendra la précaution d'agiter doucement celles-ci, à mesure qu'on saupoudrera, en les soulevant tant soit peu avec le manche d'un scalpel, ou mieux avec une de ces petites pinces délicates dont se servent les empailleurs et les horlogers, et connues sous le nom de *Bruxelles*.

On essuie ensuite avec attention les plumes, toujours en les lissant, à l'aide d'un linge bien fin, à demi usé, ou d'un petit tampon d'étoupe, ou de coton sec.

Quelquefois, suivant la nature de la substance qui fait tache sur le plumage, de l'huile grasse, par exemple, qui aurait suinté de la blessure, les lotions d'eau de savon ne suffisent pas; on essaye alors d'enlever les maculatures, en les imbibant avec un pinceau trempé, soit dans de l'essence de térébenthine, soit dans de l'esprit de vin, soit encore dans une dissolution de potasse ou simplement de lessive un peu concentrée, et, il est bien rare qu'elles ne disparaissent pas, par l'un ou par l'autre de ces procédés.

§ IV. *Excoriation ou dépouillement des oiseaux.*

Les instruments nécessaires, pour cette opération, sont un scalpel, ou bistouri, bien tranchant, des ciseaux droits ou mieux légèrement recourbés sur leur champ, des pinces à disséquer, et une pince dite Bruxelles.

L'oiseau est couché sur le dos. On écarte, autant que possible, avec les pinces et les doigts, les plumes qui recouvrent la partie antérieure et médiane de la poitrine, et on fend la peau en se servant alternativement du scalpel et des ciseaux, et en la tendant avec les pinces, parallèlement à la direction du sternum (le bateau), en suivant l'arrête osseuse qui fait, en ce point, saillie, dans toute la longueur du thorax de l'oiseau.

Suivant la taille de l'individu sur lequel on agit, l'incision peut être prolongée de quelques centimètres en bas, au dessous du sternum. On dissèque la peau sur les côtés, jusqu'au niveau de l'articulation des ailes avec l'omoplate, et l'on coupe ou désarticule ces membres d'avec le corps.

On poursuit sa dissection le long de la peau du col que l'on a soin de ne pas trop tirailler, car elle est en général fort extensible. On coupe les vertèbres à ras de la tête, puis on renverse la peau sur le dos qu'on dépouille de la même manière, et avec le plus de précautions possibles.

Les jambes s'écorchent d'après les mêmes procédés. On peut ménager une portion des *femurs* (os des cuisses), et les couper dans leur continuité, ou bien les désarticuler dans leur contiguité avec les *tibias* (os des jambes).

Toute l'enveloppe cutanée de l'animal, étant ainsi dégagée, est ramenée ensuite doucement vers la queue, qu'on coupe en ménageant l'implantation des tuyaux des plumes qu'il faut surtout éviter d'attaquer, car, elles se détacheraient et tomberaient avec la plus grande facilité, et cèderaient à la moindre traction.

Pendant toute cette opération, il ne faut pas oublier de saupoudrer fréquemment, au fur et à mesure qu'on dissèque la peau, du plâtre préparé comme il a été dit, afin d'absorber toutes les parties humides qui ne manqueraient pas de maculer les plumes, et, on aura soin aussi de tremper fréquemment ses doigts dans cette même substance pour les nettoyer.

Certaines espèces d'oiseaux de mer, ceux par exemple dont l'attitude est verticale, telle que la présente la famille des *Brachyptères* (à courtes ailes), plongeurs à laquelle appartiennent les *Grèbes*, doivent être écorchées par le dos ; cette partie devant se trouver moins en évidence, lorsqu'ils sont montés.

Telle est la manière générale de dépouiller les oiseaux.

Cette opération terminée, on enlève par le grattage, tous les tissus mous qui seraient encore adhérents aux os, tels que les muscles de la partie supérieure des ailes, dont on dépouille légèrement la peau à cet effet, en ayant toujours bien soin de ménager l'implantation des pennes, comme j'ai dit pour celles de la queue. On revient ensuite à cette partie de l'oiseau, on la débarrasse de toutes les substances charnues ou graisseuses qui pourraient y rester encore, et deviendraient une cause de putréfaction ; puis, enfin, on s'occupe de vider la tête, et d'en retirer la cervelle.

On y parvient facilement en la renversant, et en la faisant glisser dans la peau du col qu'on refoule en haut, si toutefois, cette tête n'est pas trop volumineuse pour y passer sans trop la distendre, car alors, il vaudrait mieux fendre la peau que l'on recoudrait ensuite, que de s'exposer à trop l'amincir et à la déchirer.

On ouvre l'occiput, en agrandissant son trou avec le scalpel, et on extrait par cette ouverture, toutes les parties molles que contient la boîte du crâne.

Quant aux yeux, on les saisit en dehors avec les pinces, on les tourne deux ou trois fois sur eux-mêmes, puis on les arrache; et, pendant que la peau des paupières est encore fraîche et extensible, on introduit à leur place, pour l'empêcher de se raccornir par la dessication, une petite boulette de coton ou d'étoupe qu'on enfonce dans l'orbite, à l'aide des *Bruxelles*.

§ V. *Dessèchement et conservation provisoire de la peau.*

L'oiseau étant dépouillé, ainsi que nous venons de le décrire, il s'agit d'empêcher que la peau ne se rétracte trop par la dessication, et de lui faire garder forme de volatile.

On obtient ce résultat en bourrant médiocrement toutes les parties creuses vides, soit avec du coton en carde, ou bien avec de l'étoupe. On emploiera ces substances, sèches et naturelles, et pour plus de précautions, on pourra les saupoudrer de quelques pincées de camphre en poudre.

Quoique se volatilisant promptement, le camphre n'en laissera pas moins une forte odeur dans la matière de remplissage, et empêchera la peau d'être attaquée par les insectes.

Cette membrane est ramenée ensuite, le plus exactement possible sur elle-même, et maintenue dans cette position, à l'aide de quelques tours et doloirs de ruban, après quoi, on passe un fil dans les narines de l'oiseau, et, on le suspend ainsi, exposé soit à une douce chaleur, soit mieux à un fort courant d'air sec, et, elle ne tarde pas à se dessécher d'une manière convenable.

Préparées ainsi par simple dessication, ces peaux peuvent se conserver pendant plusieurs mois, une année, et même plus, en attendant qu'on veuille les empailler et les monter d'une manière définitive, ce qui ne peut se faire qu'après avoir fait revenir cette enveloppe desséchée, à un état suffisant de flexibilité.

Ce ramollissement s'obtient du reste assez facilement par des procédés spéciaux que nous nous abstiendrons de décrire, et que l'on trouvera consignés, ainsi que les autres opérations consécutives, dans le manuel que nous avons indiqué au lecteur, dans le paragraphe II, de ce même chapitre.

§ VI. *Conservation des oiseaux par le procédé de M. Gannal.*

Pour conserver les oiseaux, comme tous les autres animaux du reste, par l'ingénieux procédé de l'injection, que nous devons à M Gannal, et qui a pris le nom de ce chimiste ; il n'est nécessaire de leur faire subir aucune mutilation préalable ; car, appellera-t-on mutilation, la légère incision que, chez les mammifères, il faut pratiquer aux parties latérales du col, pour mettre à nu une des artères carotides ?

Chez les oiseaux, il n'en est pas même besoin ; on les laisse absolument intacts.

Nous allons du reste décrire les différents temps qui constituent cette opération.

1°. *Préparation du liquide à injection.*

La substance dont on se sert pour préparer la matière à injection, est extrêmement facile, et peu dispendieuse à se procurer, et sa manipulation n'offre aucun danger pour le préparateur. Elle consiste en une dissolution concentrée et presque saturée de sulfate simple d'alumine sec. On en fait fondre un kilogramme dans un demi-litre d'eau chaude. Le liquide ainsi préparé doit marquer 32 à l'aréomètre.

Pourtant, comme le sulfate simple d'alumine est inoffensif; il pourrait arriver qu'à la longue, les insectes parasites vinssent à attaquer les animaux ainsi injectés. On aura la faculté, pour obvier à cet inconvénient, d'ajouter à sa dissolution, une substance toxique : ainsi, le chlorure de cuivre, à la quantité de cent grammes, ou l'acide arsénieux, à celle de cinquante grammes, par kilogramme de sulfate d'alumine, et toujours pour la même quantité d'eau, pourront être additionnés à la préparation.

2°. *Mode opératoire.*

Tous les oiseaux, quels qu'ils soient, doivent être injectés par le larynx, ou, pour parler plus anatomiquement, par l'ouverture de la glotte, ouverture qui se trouve à la base de la langue.

Les instruments obligatoires sont une pince à ressort, et une seringue de capacité appropriée au volume de l'animal, et semblable d'ailleurs, à celles dont on se sert ordinairement, pour de tout autres usages. Celles-ci, du reste, peuvent parfaitement y être employées ; il faut seulement y adapter un syphon plus fin. Celui à robinet est préférable au syphon simple.

Pour pratiquer cette opération, on ouvre fortement le bec de l'oiseau ; on saisit la langue avec la pince à ressort, et l'on tire à soi: l'ouverture laryngienne dont nous avons parlé, se trouve alors en évidence, protégée de chaque côté de ses bords, par une petite languette cartilagineuse et flexible, généralement terminée en pointe et dentelée.

On introduit le syphon de la seringue dans l'ouverture située entre ces deux petits appendices, et l'on pousse l'injection, sans saccades, d'une manière uniforme, et avec une force modérée.

A mesure que l'injection pénètre, on remarque que l'oiseau étend, en les allongeant, les ailes et les pieds; c'est même par le soulèvement de la seconde aile, qu'on est prévenu que l'introduction du liquide est devenue suffisante.

On retire alors la canule, et, là se termine d'ordinaire toute l'opération.

J'ai l'habitude d'y ajouter deux autres injections,

pratiquées, l'une par le rectum, l'autre par l'œsophage, de manière à remplir aussi la cavité du tube digestif en entier, du liquide conservateur.

Je veux bien croire qu'elles sont superflues, mais, au moins, ne nuisent-elles à rien, et ne peuvent-elles donner qu'une garantie de plus de conservation.

Je crois qu'il est impossible de trouver rien de plus simple, et de plus facile à mettre à exécution que le procédé d'embaumement que je viens de décrire.

L'oiseau étant ainsi injecté; on lui passe, comme nous l'avons déjà dit dans le paragraphe précédent, à propos du desséchement provisoire de la peau, un fil dans les narines, pour le suspendre. On l'abandonne ainsi, pendant vint-quatre heures, à un courant d'air sec, temps au bout duquel on l'attache par les pattes, la tête en bas, de manière à ce que l'excédant du liquide puisse s'écouler. On le laisse ainsi pendant vingt-quatre autres heures, après lesquelles on peut lui donner la position que l'on veut qu'il conserve.

3°. *Du placement des yeux artificiels.*

Je ferai observer que les yeux seuls, en raison de leurs éléments organiques, ne se conservent pas par ce procédé. Si on laissait l'oiseau se dessécher, sans les avoir préalablement arrachés, ils ne tarderaient pas à se flétrir et à s'affaisser ; la peau des paupières se collerait sur les contours osseux de l'orbite, et, il en résulterait une déformation de la tête. Il faut donc en opérer l'extraction comme nous l'avons déjà dit, dans un chapitre précédent, en les saisissant avec des pinces, les tordant trois ou quatre fois sur eux-mêmes, et les arrachant ensuite : puis, on remplit le creux avec une boulette de coton ou d'étoupe, ou l'on pose immédiatement des yeux d'émail, en dilatant la peau des paupières à l'aide d'un petit instrument en bois, mousse et taillé un peu en spatule.

Si on le veut, on peut ne les poser qu'après que l'animal est desséché; mais alors, il faut ramollir les paupières, ce qui s'obtient en les vidant du coton ou étoupe sèche dont on avait bourré la cavité orbitaire, et en y substituant une petite quantité de la même substance imbibée d'eau, et en l'y laissant séjourner pendant une heure ou deux, et même plus, jusqu'à ce que la flexibilité de ces membranes, soit redevenue complète. On la retire alors, on dilate les paupières avec des *Bruxelles*, on en élargit ainsi l'ouverture, et, après avoir enduit, à l'aide d'un pinceau, la cavité, d'une légère quantité de solution de gomme arabique, on y insère l'œil artificiel qui s'y trouve ainsi fixé à demeure.

Ceux qui ne voudraient pas faire la dépense d'yeux en émail, dont le prix est toujours assez élevé, ou qui ne tiendraient pas à une imitation exacte de la nature, pourront, pour les oiseaux de petite espèce au moins, les remplacer par une boulette de cire d'Espagne (cire à cacheter), rouge ou noire, ou un petit pois de couleur, ou tout autre corps solide de grosseur appropriée à celle normale de l'œil de l'oiseau, et aux dimensions de la cavité qu'ils remplissaient.

4°. *Moyen de donner une pose à l'oiseau.*

Si l'on désire donner, à l'oiseau ainsi préparé, une attitude quelconque, on le fera avant que sa dessication ne soit devenue complète, et on lui imposera, pendant qu'il sera encore *malléable*, cette position voulue, à l'aide d'étais en bois, ou de fils de fer qui devront rester en place jusqu'à parfaite *pétrification*, car le propre de ce procédé est de rendre, avec le temps, l'animal qui y a été soumis, dur comme de la pierre.

J'en ai préparé ainsi qui, depuis cinq ans bientôt, n'ont subi, jusqu'à ce moment, aucun mode d'altération dans leurs substances, et dont la conservation semble devoir être indéfinie, autant que quelque chose peut l'être ici-bas.

5°. *Modification relative aux oiseaux de grande taille.*

Enfin, si l'oiseau était de grande taille, il serait bon, si on voulait l'avoir sec plus promptement, d'extraire par l'anus, à l'aide de pinces à mors un peu larges, tout ou partie des intestins et viscères abdominaux, en les tordant sur eux-mêmes plusieurs fois, et les arrachant après ; puis, de remplir ensuite la cavité avec du coton, ou de l'étoupe arséniquée, ou simplement camphrée, pour ne pas mettre entre les mains de tout le monde, un poison aussi dangereux.

Je crois inutile de dire que, dans le cas où quelques unes des plumes auraient été maculées d'une manière quelconque, on devra les nettoyer par le lavage à l'aide des procédés que nous avons décrits au commencement de ce chapitre, dans le paragraphe troisième.

Le procédé de M. Gannal n'a pas comme celui de l'excoriation et du dépouillement le désavantage de favoriser la chute des plumes, lorsque l'oiseau a déjà de la tendance à les perdre, ainsi que nous l'avons dit, et il peut être appliqué dans toutes les saisons de l'année : mais pour être vrai aussi, jamais les individus ainsi conservés, n'ont cette apparence de vie à l'état de repos, et de gracieuseté naturelle qu'on parvient, avec l'habitude, à leur donner, par les procédés d'empaillement ordinaires. Ils tendent, à mesure que la dessication s'opère, à se flétrir, à se raccornir pendant un certain temps et à arriver à un véritable état de momification. Tout ce que je puis en dire, c'est qu'à cela près, et à part l'air de décrépitude qu'ils tendent incessamment à revêtir, ils se conservent fort bien de cette manière.

Peut-être ne faut-il attribuer la cause de cet inconvénient, qu'au défaut d'habitude et d'une expérience suffisante dans l'application du procédé, et à l'absence de ce que le maître appelle avec une si juste raison, *le tour de main*.

J'engage du reste le lecteur à consulter, pour un plus ample exposé de ces divers moyens de préparation et de conservation des oiseaux, et autres animaux, un petit traité tout pratique, de taxidermie, etc., publié, sans nom d'auteur, par l'éditeur Desloges, rue St-André-des-Arts, n° 39, à Paris.

Ce petit ouvrage tout élémentaire, et fort bien rédigé, nous a été, fort souvent, très utile, et nous nous estimons heureux d'avoir pu, en maintes circonstances, mettre à contribution les documents qu'il contient sur ces différents sujets.

SECTION VIII.

CHAPITRE IX.

DE LA SUBMERSION — DES DIVERSES CAUSES DE MORT DANS CE CAS.

Avant d'aborder ce sujet, je dois une courte explication à mes lecteurs.

Peut-être quelques unes des idées que je vais émettre, sembleront-elles paradoxales à un grand nombre d'entre eux. Il en est en effet qui s'écartent assez de celles généralement admises aujourd'hui, pour qu'il puisse en être ainsi. Je n'y saurais que faire, et, je pourrais dire avec Rousseau : que si je crois devoir prendre ici le ton affirmatif, ce n'est pas pour en imposer au lecteur, mais bien parce que je parle d'après mes convictions..... actuelles au moins.

Que sait-on ?—Peut-être les modifierai-je plus tard, en méditant davantage cette grave question, et lorsque j'aurai encore relu deux ou trois fois le livre de Bichat, ses recherches sur la vie et la mort, cet évangile du physiologiste. — Peut-être au contraire y tiendrai-je plus que jamais. — Qui peut répondre de l'avenir ?

En attendant; depuis plusieurs années, je m'occupe de recherches sur les accidents occasionnés par la submersion ; et, que l'on remarque bien que j'évite à dessein de me servir du mot *asphyxie* : je ne le crois pas en effet, applicable à tous les cas ; et cette expression entraîne après elle, vu le sens, l'acception dans laquelle, elle est généralement prise de nos jours (tout à fait à tort ce me semble), une idée qui, ainsi qu'on le verra, est loin d'être toujours la mienne.

Si nous nous reportons en effet à l'étymologie du

mot *asphyxie*, et à sa composition, ce mot veut-il dire, ainsi qu'il est exclusivement employé aujourd'hui, *Privation d'air?* — Non. — Il signifie simplement *Privation de pouls*.

C'est dans ce sens seul, qu'il était usité autrefois, et jusqu'au milieu du siècle qui a précédé le nôtre, et il ne paraît pas avoir eu d'autre signification. Morgagni le dernier je crois, dans ses vingt-quatrième et vingt-cinquième lettres surtout, s'en sert encore dans cette acception, la seule, selon nous, dans laquelle il devrait être rationnellement et grammaticalement pris. Malheureusement, l'usage a prévalu, et lui a désormais assigné un autre sens, et, quoique vicieux, il n'est guère plus possible maintenant de l'en détourner, ni de le faire revenir à celui tout littéral qu'il avait d'abord. Mais, reprenons notre sujet.

J'ai dit plus haut que je m'occupais de recherches sur les accidents de la submersion. J'ai déjà par devers moi *dix* faits; et je ne comprends dans ce nombre que ceux relatifs à des individus qui n'avaient séjourné dans l'eau qu'un temps assez court pour qu'on pût espérer encore de les rappeler à la vie, ou qui n'avaient pas, malgré une submersion plus prolongée, éprouvé d'accidents essentiellement mortels, et auxquels on pouvait, avec quelques chances de succès, administrer des secours. Sur ces *dix* cas, trois, il est vrai, se sont néanmoins fatalement terminés. Dans les *sept* autres j'ai pu, je ne dirai pas rappeler à la vie, mais bien empêcher les sujets de mourir, et chez *trois* de ces derniers, ce ne fut qu'après plusieurs heures, six, dix, quinze même, de soins opiniâtres. Ils avaient totalement perdu connaissance, et étaient arrivés à cet état de mort apparente, capable d'en imposer au premier abord : mais je ne regarde pas ce nombre, comme encore assez considérable pour en tirer des conclusions irréfragables ; il en faut un plus grand, et le temps seul peut le fournir.

Les accidents de cette nature sont heureusement assez rares d'ailleurs, et je désire de toute mon âme, n'être pas à même, d'ici à bien longtemps, de recueillir assez d'observations de ce genre pour compléter mon travail. Dieu veuille même, qu'à ce prix, il ne sorte jamais de mes cartons, ou qu'au moins il n'en sorte que le plus tard possible !

Quant à des autopsies de noyés, qui étaient restés de douze à trente heures sous l'eau, beaucoup plus même ; j'ai été cinq ou six fois à même d'en pratiquer pour constater le genre de mort. Elles ont pu au moins servir de base à mon opinion sur le présent sujet.

Tout ce que je me regarde, dès à présent, comme

en droit de conclure, de ces divers faits qu'il m'a été donné d'observer, c'est que, dans tous les cas, la cessation de la vie, par submersion, n'arrive pas de la même manière; et, à défaut même des autopsies qui ont aidé à m'amener à cette conclusion, je n'en voudrais d'autres preuves que la différence d'aspect, de physionomie mortuaire, si je puis m'exprimer ainsi, que présentent les divers noyés au sortir de l'eau.

Assurément, la mort pour laisser ainsi sur leurs traits des stigmates si différents, pour imprimer à chacun un cachet pour ainsi dire particulier, n'a pas dû survenir chez tous d'une façon identique.

Je ne ferai du reste qu'énoncer mes opinions à cet égard, sans entamer ici aucune des discussions physiologiques, auxquelles elles doivent infailliblement entraîner. Peut-être me déciderai-je à le faire, plus tard et ailleurs.

Si j'entre même dans ces détails, c'est que je pense que le mode de traitement applicable à chacune des variétés d'accidents de submersion que j'admets, n'est pas uniforme, et, qu'à part certains principes généraux, il y a des indications très tranchées, et très différentes à remplir dans chacun de ces divers cas.

C'est donc sous le seul point de vue d'application

pratique des secours que peut réclamer un noyé, suivant son état, que je veux envisager aujourd'hui cette question dans cet ouvrage.

Ceci posé, abordons-la nettement.

Jusqu'à preuve du contraire, je crois être autorisé à avancer que la mort, ou au moins les accidents susceptibles de l'amener, peuvent survenir de trois manières différentes, par l'enrayement et la cessation primitive des fonctions de l'un des trois organes essentiels, si bien appelés par *Bordeu*, le trépied de la vie, savoir :

1° Le cœur ;
2° Le cerveau ;
3° Le poumon.

Ce qui nous conduit tout naturellement à diviser les accidents possibles de la submersion, en trois genres, selon qu'ils auront eu pour point de départ, ou pour siége, l'un ou l'autre des organes que nous venons de citer.

Reprenons donc successivement chacun d'eux, tout en bornant au strict nécessaire les considérations que nous aurons à présenter à leur sujet.

§ I. *Premier genre.*

1° Dans la submersion, la mort peut survenir, primitivement par le cœur.

Elle dépend alors d'une syncope ou très violente ou très prolongée : elle a lieu surtout ainsi, chez l'individu qui a eu le temps d'avoir la conscience, la perception du danger qu'il court, et chez lequel l'action du cœur a été en quelque sorte paralysée ou seulement considérablement amoindrie par l'impression toute nerveuse de la peur.

Ce cas est, de tous, celui dans lequel il y a peut-être le plus de chances de faire cesser les symptômes apparents de mort, et dans lequel le noyé peut rester submergé le plus de temps, sans que celle-ci arrive.

C'est que cet état syncopal rapproche momentanément l'état physiologique humain, de celui des reptiles, ou mieux encore de celui des animaux hibernants, et détermine chez le sujet un besoin moins impérieux d'hématose. Pourtant, souvent aussi, il est mortel, alors même que le noyé aura été retiré après quatre ou cinq minutes, et même moins, de séjour dans l'eau, ainsi que j'en ai deux exemples.

L'aspect des individus que l'on repêche dans ces conditions, ne ressemble en rien à celui que l'on observe dans les deux autres genres d'accidents de submersion, dont nous nous occuperons bientôt.

La face alors, est d'une pâleur mate, les yeux sont dans leur état presque naturel, seulement un peu vitrés et ternes, les pupilles dilatées, le plus souvent les paupières sont closes, le nez légèrement effilé, les narines un peu contractées, les lèvres décolorées, parfois un peu pincées, mais jamais gonflées ni turgescentes.

A peine les traits sont-ils décomposés ; on dirait le plus généralement que le sujet dort.

Il n'y a ni vergetures ni ecchymoses en aucun point de la peau ; celle-ci est d'une pâleur mate un peu livide.

Ni la bouche, ni les fosses nasales, ni l'arrière-bouche, et l'entrée du pharynx, ne contiennent d'écume, ou au moins, on n'y en trouve qu'en quantité presque inappréciable; elle mérite à peine d'être signalée, et il faut même de la bonne volonté pour en voir ; c'est un liquide limpide, ou ayant les caractères de celui où l'immersion avait eu lieu, qui s'écoule de ces cavités aux premiers moments où le corps est retiré de l'eau.

Quant aux membres, ils sont dans un état complet de résolution, et, à temps égal de séjour dans l'eau, la chaleur animale est moindre que dans les deux autres espèces de submersion, dont nous allons successivement parler.

A l'autopsie, presque aucun désordre, ou rien au moins de caractéristique. Un peu de sérosité qui, peut-être, n'est que de l'eau infiltrée, dans les bronches ; mais pas d'écume dans ces mêmes organes : l'acte respiratoire ne s'étant plus, ou au moins ne s'étant exécuté que d'une manière tout à fait incomplète et presque imperceptible, cette écume n'a eu ni le temps ni la possibilité de se former.

Rien d'anormal, pour ainsi dire, dans le cerveau et ses dépendances, ou qui ne se retrouve dans beaucoup d'autres affections mortelles, étrangères à cet organe : rien non plus dans le poumon, sinon un peu de stase du sang, mais bien loin d'approcher de cet état d'engorgement de son tissu, qu'on rencontre dans la variété que nous examinerons plus tard.

Assurément, il n'y a pas eu là asphyxie, dans le sens au moins où on l'entend communément; car, si au contraire, on voulait prendre ce mot d'après son étymologie, et comme il devrait être pris (*pri-*

vation de pouls), moi, je pense que ce serait là le cas de l'appliquer ou jamais. Le cœur a été le point de départ de tous les accidents que l'on observe, la suspension de ses fonctions a seule produit tous les désordres : quant à l'*autre asphyxie*, celle qui est constituée par la privation d'air, si elle a existé ce n'est que comme complication ou plutôt comme complément de l'état primitif; elle s'est attaquée à un sujet chez lequel le besoin d'air, était à peu près inutile, elle est venue d'une manière tellement insensible et à un si faible degré, que les phénomènes que d'ordinaire elle détermine, sont alors à peine appréciables, et insuffisants d'ailleurs pour expliquer la mort. C'est que dans ce cas, ce n'est pas elle qui a tué le noyé, ou qui, du moins, l'a primitivement mis en danger de mourir, et, qu'on me pardonne ce qui va suivre, elle l'a seulement achevé en lui ôtant la possibilité d'être rappelé à la vie, et en éteignant le reste du foyer vital.

Pour ce qui est des divers modes de secours à apporter dans cette circonstance, ils devront consister, surtout, dans des stimulants de toute espèce, et dans l'emploi des moyens capables de ranimer l'action du cœur et du cerveau.

C'est dans ce but qu'à l'intérieur les excitants, les spiritueux purs ou mieux étendus d'eau, si le noyé peut exécuter des mouvements de déglutition, seront administrés, en même temps qu'à l'extérieur on emploiera les agents les plus directs et les plus actifs de stimulation de la peau, tels que l'application de la chaleur générale, soit par l'immersion dans un bain tiède dont on élèvera graduellement la température, soit à l'aide de sachets remplis de sable, de cendres, ou de son bien chauds; les frictions vigoureuses, etc., etc.

Ce sera encore le cas de provoquer une excitation locale énergique, telle que celle que l'on obtient de la pose de petits moxas, avec du papier que l'on fait brûler à l'épigastre, ou d'un fer à repasser un peu chaud, ou d'autres procédés analogues qu'on laisse un instant agir sur cette même partie.

Enfin, l'électricité, le galvanisme, ou encore l'acupuncture par la méthode japonaise et même l'électropuncture directe du cœur, pourront être employés, et souvent avec des chances de succès.

Quant à la saignée, dans la présente variété, on ne devra *jamais* y avoir recours, d'une manière primitive au moins ; et consécutivement même, son application sera très rare et tout à fait limitée. Elle ne sera pratiquée qu'avec les plus grandes réserves, et dans le cas seulement, où par suite d'une réaction trop intense, quelque organe essentiel viendrait à se congestionner, et encore, faudrait-il qu'il survînt à ce moment soit des convulsions, soit un sommeil comateux, ou une respiration bruyante, presque stertoreuse, ou un appareil fébrile exagéré et inquiétant.

Hors ces cas, on doit s'abstenir de la saignée de la manière la plus rigoureuse, et redouter de plus, si on se croit obligé d'en venir là, la prostration qui dans ces circonstances ne manque pas de se manifester, et tend à augmenter dans les conditions, même les plus heureuses, la longueur de la convalescence.

Il convient mieux alors, de provoquer par des moyens appropriés, la transpiration cutanée. Les symptômes inflammatoires cessent ordinairement dès que cette sécrétion est apparue; on abrège ainsi, dans beaucoup de cas, la durée des épiphénomènes, et le malade est ainsi que je l'ai observé, plus vite remis des suites de son accident.

§ II. *Deuxième genre.*

2° Dans la submersion, la mort peut survenir primitivement par le cerveau.

Elle arrive ainsi, bien plus souvent qu'on ne le

pense. Elle est alors le résultat d'une apoplexie cérébrale.

Il n'y a pas, pour cela, dans les centres nerveux d'hémorragie par rupture vasculaire, à moins que d'une manière toute accidentelle ; mais bien simplement congestion, stase du sang dans le système veineux du cerveau, et particulièrement dans celui de ses membranes d'enveloppe et des sinus (canaux ou conduits affectés à la circulation veineuse du cerveau, et ménagés par la nature dans les replis d'une des membranes protectrices de cet organe) qui servent au retour du sang vers le cœur.

Cette congestion est, le plus souvent, due au refoulement brusque, au *raptus* qui s'est fait vers les parties supérieures, par suite de l'immersion dans l'eau froide, chez les individus, surtout, qui n'ont pas eu soin de se mouiller la tête en se mettant au bain, ou qui l'ont pris trop tôt après le repas, ou encore chez les femmes, comme j'en ai un exemple, on ne peut plus funeste par sa terminaison, qui s'y sont mises dans un moment périodiquement inopportun. Nous avons déjà, ailleurs, parlé de ces effets; chapitre X, de la deuxième partie.

Pour peu que ces phénomènes soient portés loin, la mort, dans ce cas, pourra être brusque, instantanée, foudroyante, les centres de sensibilité et de perception ayant été affectés de prime abord. On pourrait dire que le noyé était mort avant que l'eau n'eût amené chez lui l'occlusion des ouvertures naturelles des voies aériennes qui doivent mettre le poumon en rapport avec l'air extérieur.

Lorsqu'il périt de cette manière, le sujet a la face fortement injectée, d'un brun livide, les yeux à fleur de tête, fixes, brillants, le plus souvent injectés, les lèvres et la langue volumineuses et violacées, les paupières, le plus communément, largement ouvertes; les pupilles fortement dilatées; la peau du front, le cuir chevelu, le col, sont intensement colorés en rouge plus ou moins foncé, le plus souvent violet, presque lie de vin ; ces mêmes parties sont comme gonflées, tendues. Quelquefois cette coloration s'arrête au col, au niveau des clavicules. Les veines jugulaires externes et les veines temporales, la préparate aussi sont gorgées de sang et saillantes sous la peau.

Du reste, comme dans le genre précédent, pas, ou fort peu encore, de liquide spumeux dans la bouche et dans les parties adjacentes, pas assez au moins, lorsqu'on en rencontre *quelques traces*, pour rendre compte de la mort; quelquefois seulement, un peu de mucus sanguinolent épais.

Comme dans la variété que nous avons admise la première, l'écume n'a eu ni le temps, ni la possibilité de se former.

Quelquefois, dans l'espèce de submersion qui nous occupe ici, il se fait un suintement par l'angle interne des yeux, et en même temps, et beaucoup plus ordinairement, par les fosses nasales et la bouche : souvent aussi, quelques moments après que le corps est retiré de l'eau, cet écoulement se fait avec une très grande abondance. J'ai vu des noyés rendre ainsi, par ces voies, près d'un litre de sang, et, au fur et à mesure que ce phénomène a lieu, le gonflement et la coloration rouge foncé que j'ai dit tout à l'heure exister dans les parties supérieures, tendent à diminuer d'intensité, sans pourtant jamais entièrement disparaître.

La chaleur animale persiste ici plus longtemps que dans le premier cas. Les membres sont aussi en résolution complète.

Cette variété est peut-être, de toutes, pour peu que les accidents aient quelque intensité, celle dans laquelle il est le plus incertain de ranimer un reste de vie. Une mort rapide en est presque toujours la conséquence, bien que, dans beaucoup de cas, la submersion n'ait duré qu'une ou deux minutes à peine, et que le noyé ait été retiré, presque aussitôt qu'il avait disparu de la surface de l'eau.

A l'autopsie, on trouve le cerveau, ou plutôt ses annexes gorgés d'un sang noir, épais, visqueux, mais, je l'ai déjà dit, l'hémorragie cérébrale, à proprement parler, avec épanchement d'un caillot sanguin, doit être fort rare. Pour mon compte, je ne l'ai jamais observée, dans les cas à la vérité trop peu nombreux, où j'ai pu pratiquer les autopsies.

Tous les téguments de la face et du crâne, sont aussi fortement engorgés d'un sang de même nature.

Arrivons maintenant à l'exposé des secours à donner en pareille circonstance.

Autant j'ai rejeté loin la saignée, dans le genre précédent, autant je la préconiserai ici.

On la pratiquera sur-le-champ, de prime abord, aussitôt qu'on arrive auprès du noyé, quel que soit le temps qu'ait duré la submersion, et quel que soit l'état du pouls, qu'on en perçoive ou non les battements, alors même que le sujet aurait éprouvé son accident, peu de temps après avoir mangé. C'est, je pense, le seul moyen de le sauver.

Il faudra ouvrir largement la veine, même simultanément aux deux bras, ou mieux faire une saignée de la jugulaire externe, de l'un et de l'autre côté en même temps et appliquer tous ses soins à laisser copieusement écouler le sang.

Dans un de mes sept faits heureux, le noyé ne dut son salut qu'à cette pratique; je le saignai ainsi aux deux bras.

Je pense aussi que l'artériotomie appliquée aux artères temporales, droite et gauche à la fois, ne pourrait être, dans une circonstance pareille, qu'extrêmement avantageuse.

Dans un accident analogue je voulais la pratiquer avant l'application de tout autre moyen : des obstacles tout à fait indépendants de ma volonté, m'en empêchèrent. Mon opinion ne put prévaloir, et je l'ai toujours d'autant plus regretté que le sujet auquel mes souvenirs se reportent en cet instant, ne fut en définitive, pas rappelé à la vie, et succomba bientôt, après avoir donné une lueur d'espérance de le sauver. A peine pourtant était-il resté deux minutes au plus, sous l'eau : mais, je me jure bien, le cas semblable échéant, de passer par dessus toutes les considérations auxquelles il me fallut alors condescendre, et de ne suivre que mon inspiration première.

Je pense donc, et je le répète, que dans cette forme d'accidents, il ne faut pas balancer à saigner primitivement, aussitôt que l'on arrive auprès du noyé, et en même temps que d'autres assistants mettent en application toute la série des moyens divers usités dans les secours à donner en pareille occurrence.

Un précepte que l'on n'oubliera pas non plus dans le cas présent, sera de rafraîchir fortement la tête, en même temps qu'on réchauffera violemment les extrémités inférieures : mais, à l'intérieur, alors, jamais d'excitants, de stimulants, de quelque nature que ce puisse être.

§ III. *Troisième genre.*

3° Dans la mort par submersion, le poumon peut être le point de départ de tous les accidents.

Ici commence l'étude de l'ensemble des désordres, auxquels, selon nous, pour être conséquent, on aurait seulement dû réserver exclusivement le nom d'*asphyxie*, d'après l'acception actuelle de cette expression. Là en effet, l'absence primitive d'air, de respiration, joue le rôle principal, et le poumon est le point de départ de tous les phénomènes que l'on observe.

Encore établirons-nous au sujet de ce troisième genre, deux variétés bien distinctes.

A. Première variété.

C'est celle dans laquelle la perturbation qui se passe dans le poumon, est une véritable apoplexie, ou mieux une congestion pulmonaire. Elle peut avoir son siége dans cet organe, dans les mêmes circonstances, sous l'influence des mêmes causes, et primitivement, comme nous venons de voir qu'elle s'est faite dans le cerveau. Du reste elle ne tue pas le sujet, moins rapidement que ne le fait la première.

Le même traitement doit aussi être administré; c'est à dire que la saignée de prime abord, mais pratiquée alors au bras, plutôt qu'ailleurs, et large, abondante, doit encore être, avant tout, mise en usage, et que les autres moyens, quoique devant être employés simultanément, ne sont néanmoins que d'une utilité secondaire.

Quant à l'aspect du noyé, il est à peu près le même que dans le cas précédent ; seulement la face et les téguments de la tête sont moins congestionnés. Les lèvres, la langue, sont moins turgescentes, moins violacées. Lorsqu'il existe sur le corps, des ecchymoses et des vergetures d'un rouge violet, livide, ainsi que nous l'avons dit pour le genre précédent, c'est surtout à la partie supérieure de la poitrine, à la région claviculaire, au col, et à la portion supérieure et interne des bras, qu'on les observe, dans la variété qui nous occupe ici.

A l'autopsie, les phénomènes de congestion, d'engorgement, d'épanchement même, portent sur le poumon spécialement, au lieu de porter sur l'encéphale. C'est dans le premier de ces organes qu'ils existent de la manière la plus tranchée; ils ne sont qu'accessoires dans le cerveau, lorsqu'on les y rencontre.

Dans ce cas, une écume bronchique sanguinolente, ou plus souvent, un mucus sanguinolent épais, visqueux, et non spumeux, qui s'est fait là par exsudation, tapisse les voies aériennes.

B. Deuxième variété.

Nous arrivons enfin, à ce mode de submersion qui occasionne la mort d'une manière plus lente, plus graduelle, et dans laquelle celle-ci survient parce que le poumon, quoique doué encore de toute son aptitude organique à remplir ses fonctions, ne reçoit plus l'air nécessaire à l'hématose (transformation du sang veineux, en sang artériel).

Cette variété est la seule, qui, à proprement parler,

devrait, d'après le néologisme actuel, constituer la véritable asphyxie. C'est aussi, hâtons-nous de le reconnaître, la plus commune de toutes ; et les accidents qu'elle détermine, graves ou légers, sont dus uniquement, à la privation d'air respirable.

Voici son mécanisme :

Par un événement quelconque, la tête vient à être submergée : dès lors, toute communication entre les organes respiratoires et l'atmosphère, se trouve instantanément interceptée.

Dans le mouvement instinctif d'inspiration qu'il veut exécuter encore, le malheureux qui se noie, introduit au lieu d'air, par la bouche et les fosses nasales, un certain volume d'eau qui pénètre, partie dans l'arrière bouche, la portion supérieure de l'œsophage, quelquefois même dans l'estomac, partie dans le larynx, et la trachée artère ; puis, le temps d'expiration survient : elle est saccadée, comme convulsive, par suite du contact du liquide avec les parois internes du canal aérien. L'air que contenait le poumon, au moment où la submersion a eu lieu, se mêle, en en sortant, au peu d'eau qui a été introduite dans la trachée et aux mucosités, dont sa membrane muqueuse est normalement tapissée, il en divise les molécules, et s'y mêle.

De là le commencement de l'écume bronchique, que l'on retrouve, dans ces cas, et en quantité d'autant plus considérable que l'individu en se débattant aura reparu plus de fois à la surface de l'eau, et aura pu, tout en luttant contre la mort, introduire à divers intervalles un peu de nouvel air vital dans ses poumons, ou tout au moins dans les conduits qui l'y mènent.

Cet acte d'expiration se reproduit à plusieurs reprises en perdant graduellement de son énergie à chacun de ses temps : l'air rejeté au dehors, monte à la surface du liquide, d'où il s'échappe sous forme de bulles, et de nouvelles parties d'eau viennent s'ajouter aux premières, à mesure que se fait le vide.

Pendant ce temps, l'impulsion du cœur, continue à envoyer au poumon le sang noir qui devait y être hématosé, mais, ne trouvant pas dans cet organe, par suite de la privation d'air, l'élément nécessaire à son oxygénation, il en revient tel, ou en partie tel, d'abord, qu'il y était arrivé, jusqu'à ce que, bientôt, tout l'oxygène de l'air contenu dans le poumon, se trouvant consommé, il n'y puisse plus subir aucune espèce de transformation, et même finisse par y stagner tout à fait, ainsi que dans les cavités droites du cœur.

C'est à ce moment, je pense, que dans cette variété

de phénomènes déterminés par la submersion, le cœur cesse de se contracter.

Ce sang noir et impropre qu'il devient, de plus en plus, à l'entretien des fonctions vitales, est encore reporté, dans les premiers moments de l'accident, quoique d'une façon imparfaite, dans les divers organes, mais il ne les stimule plus d'une manière suffisante ; ils continuent bien encore d'agir pendant quelques moments, mais avec une décroissance, de plus en plus notable, dans leur énergie réactive ; ils ne peuvent plus expulser le sang qui les engorge à chaque instant davantage ; ils se paralysent en quelque sorte tous ; et c'est ainsi que, par degrés, dans l'*asphyxie* par submersion la vie s'éteint, jusqu'à ce que bientôt, elle cesse tout à fait.

Tous ces phénomènes funestes se groupent du reste les uns avec les autres, et, il leur faut à se produire, dans le plus grand nombre des cas, moins de temps qu'il ne m'a fallu à en donner le tableau, tout abrégé et incomplet qu'il soit d'ailleurs.

Quant à la sensation qu'éprouve celui qui se noie de cette manière, elle est, quoi que quelques personnes veuillent bien en dire, des plus atroces qu'on se puisse imaginer.

Sa durée est peu longue, il est vrai, mais elle n'en est pas moins cruelle.

J'en appelle aux souvenirs de la plupart de ceux qui, par submersion, ont été sur le point de perdre la vie.

Je dis la plupart, car, quelques uns ne se rappellent rien que ce soit ; ce sont ceux surtout, qui ont éprouvé les accidents des deux premiers genres que nous avons admis, et, chez lesquels leur retentissement brusque, soudain, a anéanti à l'instant même, toute espèce de sensations. Dans ceux-ci, en effet, le sujet, foudroyé pour ainsi dire, souffre en réalité fort peu, ou plutôt la douleur, si tant est qu'il s'en développe, est si rapide, qu'il n'en a pas la conscience.

Ceux au contraire, qui sont arrivés aux dernières limites de la vie, de la manière que nous venons de décrire tout à l'heure, vous parleront tous, comme souffrance physique, de cette inexprimable angoisse, qu'aux premiers moments, ils ont ressentie; de ces bourdonnements, de ces tintements insupportables d'oreilles qu'ils ont éprouvés; de cette sensation de gonflement de la tête et de la poitrine; comme si ces deux cavités allaient éclater et se rompre; et surtout, comme torture morale, de ce sentiment de rage indicible, de regrets amers qui accompagne toute défaite, après une lutte acharnée; alors que le submergé sent que tous ses efforts demeurent stériles, que, quoi qu'il fasse, tout est fini pour lui, qu'il lui faut abandonner tout espoir, dire à jamais adieu aux affections qu'il laisse en arrière, à ce ciel si pur, à ce soleil quelquefois si radieux au dessus de sa tête, et dont il ne perçoit plus que les ternes rayons, comme il le ferait à travers une glace dépolie, et vers lequel, une puissance invincible qui l'entraîne au fond de l'abime, l'empêche de s'élancer encore (*Historique. Souvenirs d'un noyé*).

Est-ce qu'en effet, à cet instant suprême, l'élément perfide qui, tombe liquide, l'engloutit sans retour, n'est pas pour lui comme un autre enfer, sur la surface duquel, on pourrait écrire, comme Dante Alighieri, sur les portes du sien : *Lasciate ogni speranza!*

Tout cela se passe en de bien courts instants, mais, qu'ils semblent longs et pénibles, au malheureux qui se noie, même, alors qu'il l'a volontairement fait! c'est qu'à ce moment où tout va finir, l'instinct de la conservation parle plus haut que le désespoir!

L'aspect du noyé dans cette circonstance, est à

peu près le même que l'on observe chez celui, chez lequel la mort est arrivée par congestion cérébrale.

Celle-ci existe en effet, comme dans le premier cas, elle ne diffère seulement qu'en ce qu'elle n'est survenue que d'une manière lente et graduelle.

Rarement alors le *facies* est *aussi franchement apoplectique :* la bouche et les narines laissent échapper d'abord, un liquide incolore qui n'est que de l'eau demeurée dans les anfractuosités de l'arrière-bouche, et de l'arrière-cavité des fosses nasales ; à celle-ci succède une bave écumeuse assez abondante, quelquefois légèrement colorée de sang. Ceci pourtant n'a guère lieu, que, lorsque dans ses mouvements spasmodiques, le sujet s'est mordu la langue.

Cette écume se retrouve dans la trachée artère, les grosses bronches, quelquefois même, jusque dans les petites.

Il arrive assez souvent encore, que d'abondantes mucosités, parfois même fort visqueuses, filantes et tenaces, tapissent l'arrière-bouche, et la cavité des narines. L'écume dont j'ai parlé glisse dessus. La présence de ces mucosités, n'a pourtant rien de bien précis, elles peuvent manquer dans beaucoup de cas.

Tous ces désordres se constatent facilement à l'autopsie, de même que l'engorgement de presque tous les organes, par un sang noir, d'aspect tout à fait veineux, et non coagulé.

Deux préjugés extrêmes règnent généralement parmi les gens du monde. Les uns veulent que l'eau qu'avale le noyé soit la cause de sa mort ; les autres prétendent au contraire, qu'il n'en avale pas du tout.

Ni les uns, ni les autres ne sont dans le vrai.

Une certaine quantité de liquide peut en effet s'introduire dans les voies aériennes, dans l'æsophage, et jusque dans l'estomac du noyé. C'est je crois même, le cas le plus fréquent, et je ne craindrais pas d'avancer que les choses se passent toujours ainsi. Assurément, elle n'est jamais bien considérable, et ne peut pas être la cause de la mort.

Pour mon compte, s'il pouvait me rester à ce sujet quelques doutes, les faits suivants les feraient disparaître.

Je me suis, une fois entre autres, dans les quelques autopsies de noyés que j'ai faites, livré à des recherches attentives, sur le cadavre d'un homme qui, à l'état d'ivresse était tombé dans une mare bourbeuse, et y avait trouvé la mort. Il avait au plus séjourné pendant dix minutes et la face en bas, dans cette vase à peine recouverte de quinze centimètres d'eau. Il me fut facile de suivre les traces du limon, dans la bouche, la trachée artère et les bronches, même assez éloignées des troncs principaux, et la mucosité spumeuse qui les obstruait, était grisâtre, boueuse. Mon vénérable collègue et excellent ami, M. le docteur *Lesauvage*, de Caen, m'a rapporté aussi deux faits analogues; dans l'un des deux, non seulement l'arbre aérien, mais encore, toutes les parois de l'æsophage et de l'estomac même, étaient tapissées d'un enduit de limon bourbeux. De plus, les expériences si probantes de M. Orfila, ne laissent aucun doute à ce sujet.

Il faut reconnaître seulement que le noyé, tout en avalant de l'eau, n'en avale pas assez pour que la mort dépende, ainsi qu'on l'avait cru pendant longtemps, de l'accumulation de ce liquide dans l'estomac; celle même que l'on retrouve dans la trachée artère, ne pourrait la produire, qu'autant qu'elle serait en quantité assez considérable pour obstruer, d'une manière complète, le passage de l'air; et encore, s'agirait-il de savoir, au cas où cette eau serait naturelle, si elle ne pourrait pas être, partie absorbée, partie plus grande encore, expulsée, sans que mort s'en suivît, ainsi qu'en sont la preuve les accusés que dans des siècles barbares, le tourmenteur torturait à la question, par l'épreuve de l'eau.

C'est, comme on le voit, une pratique absurde et dangereuse que celle, recommandée autrefois, *de suspendre le noyé la tête en bas,* dans le but de lui faire rendre l'eau qu'on supposait devoir se trouver dans l'estomac et dans la poitrine. DANS AUCUN CAS, *on ne devra y avoir recours.*

Ce moyen a donc été justement condamné, mais, ainsi que le fait si judicieusement observer M. Orfila, à l'article *submersion* du dictionnaire de médecine, peut-être a-t-on aussi, trop négligé l'indication qu'on se proposait de remplir par ce moyen.

En effet, il est d'observation, que la quantité de liquide contenue dans la trachée, est plus considérable si le sujet a été retiré de l'eau, le corps vertical, et la tête élevée, que si on le tient dans une position opposée.

Il peut donc, dans certaines circonstances, devenir utile de placer le noyé, pendant quelques instants au moins, dans une position favorable à la sortie du liquide qui engoue les voies aériennes.

Nous formulerons bientôt, à cet égard, quelques préceptes spéciaux d'application.

Pour nous résumer, l'on voit que nous attribuons à trois causes possibles, la mort qui peut résulter de la submersion, et que celle-ci, selon nous, peut revêtir trois formes distinctes :

1° Forme primitivement syncopale, ou *asphyxique, grammaticalement* parlant ;

2° Forme primitivement apoplectique cérébrale;

3° Forme primitivement *asphyxique*, dans le sens, *actuellement usuel* de cette expression, et que dans cette forme, nous avons admis deux variétés, selon que les accidents seront survenus dans le poumon, d'une manière brusque, instantanée; ou bien lente et graduelle.

Enfin, nous en avons tiré cette conséquence, qu'à part les moyens généraux de secours à administrer dans ces circonstances, les deux premières surtout, présentent en outre quelques indications thérapeutiques particulières à remplir.

Ici, j'arrête les considérations sommaires que

j'ai voulu présenter sur les accidents primitifs de la submersion.

Je ne m'étendrai pas longuement sur ceux qui souvent, surviennent chez les submergés d'une manière toute consécutive, après qu'on est parvenu à les rappeler à la vie. Je ne ferai que les indiquer.

Ces accidents peuvent porter sur le cerveau, et consister en une inflammation de cet organe, ou de ses membranes, avec délire quelquefois furieux, convulsions, etc.; ou sur le poumon, et se traduisent alors, par de l'hémoptysie, ou les symptômes propres à la pneumonie; ou enfin sur la peau, que les frictions ont si fort excitée, et qui a une grande aptitude, par cette raison et en vertu de la congestion morbide qui s'y est faite, à devenir le siége d'éruptions diverses, ainsi que je l'ai observé dans trois circonstances; ou bien encore dans le cas surtout d'asphyxie lente, à revêtir, au bout de quelques jours, une coloration jaune particulière qui, par son aspect et le mécanisme de sa production, a la plus grande analogie avec la maladie de la première enfance, connue et décrite sous le nom *d'ictère des nouveaux nés*.

Ces affections diverses consécutives, et le traitement qui leur convient, rentrent du reste tout à fait dans le domaine de la pathologie et de la thérapeutique proprement dites, n'offrent par elles-mêmes rien de spécial, et n'ont pas à fixer ici notre attention.

Je renvoie maintenant au traité de médecine légale de *M. Orfila*, ceux qui désireraient, sur la submersion, de plus amples renseignements.

Dans notre chapitre suivant, nous allons donner la nomenclature des soins urgents, consacrés par l'expérience, à administrer aux individus submergés, faisant à ce sujet, tout en y ajoutant le résultat de nos propres observations et de notre pratique particulière, de nombreux emprunts au volume, à si juste titre estimé, du savant auteur que nous venons de citer, sur les premiers secours à donner aux personnes empoisonnées et asphyxiées, par les diverses et nombreuses causes possibles. Nous puiserons fréquemment aussi, dans l'ordonnance du préfet de police de Paris, du 2 décembre 1822, concernant les secours à donner aux noyés, asphyxiés, blessés, etc., etc., ordonnance que l'on trouvera consignée dans le *Traité de jurisprudence médicale*, de *M. Adolphe Trébuchet*, et que, dans l'intérêt de tous, nous voudrions voir répandue dans les départements et affichée, dans tous les corps-de-garde dans les villes, les postes de douaniers sur les côtes maritimes, les mairies de chaque commune, les écoles de natation, les salles de cours publics, de quelque nature qu'ils puissent être, etc., comme cela se pratique à Paris.

On populariserait ainsi, autant que possible, les sages instructions qu'elle renferme, et on n'exposeserait pas, comme cela se voit malheureusement trop fréquemment, les victimes d'accidents imprévus, à périr faute de secours intelligents, et, disons-le même, quelque triste que soit cette vérité, souvent, par suite de soins tout à fait inintelligents, et d'un zèle parfois inconsidéré.

SECTION IX.

CHAPITRE X.

DES PREMIERS SECOURS A DONNER AUX INDIVIDUS EN DANGER DE MORT, PAR SUITE DE SUBMERSION.

Partant de ces principes démontrés par l'experience :

1° Que la mort n'est en général prouvée que par le développement de la putréfaction ;

2° Qu'il est parfaitement établi par des faits, que plusieurs heures de séjour dans l'eau ne suffisent pas pour donner la mort, en de certaines circonstances ;

3° Que la vie, dans ces cas, peut bien n'être que momentanément suspendue ;

4° Que la pâleur mate, plombée, ou que la coloration rouge violette, ou noire du visage, le refroidissement du corps, la raideur des membres, etc., ne sont pas toujours des signes certains de mort.

On doit donner des secours à tout individu retiré de l'eau, chez lequel on peut être en droit de supposer que la vie n'est pas définitivement éteinte.

L'humanité en fait à tous une impérieuse loi ; et, mieux vaudrait appliquer, à tout événement, inutilement des soins à un cadavre, que de négliger dans cette persuasion de les apporter à un noyé qui laisserait encore quelques chances de succès.

Le cas seul où une blessure apparente, et mortelle par son siége et par sa nature, existerait en même temps que l'état de submersion, doit décider à abandonner le noyé. Tout secours en effet, lui deviendrait alors inutile.

Il n'est pas besoin, ainsi qu'on le verra, d'être versé dans les sciences médicales, pour mettre à exécution, la majeure partie de ces secours. Toute personne intelligente, témoin de l'accident, peut et doit le faire, même, *avant qu'aucun agent de l'autorité en ait été informé et soit venu donner les ordres nécessaires.*

Il suffit seulement de connaître les moyens à employer, et de vouloir prendre la peine de les exécuter.

Nous les diviserons en deux ordres, et décrirons ces premiers, sous le nom de *moyens généraux*, réservant la dénomination de *moyens spéciaux* à ceux qui ne peuvent et doivent être convenablement administrés, que par un médecin, ou tout au moins sous sa surveillance immédiate.

§ I. *Ordre premier. — Moyens généraux.*

On se mettra donc en devoir d'administrer, *le plus promptement possible,* ceux dont nous allons parler, lors même que l'état du submergé paraîtrait désespéré.

Il serait dangereux de perdre un moment. Le traitement commencera dans le bateau qui a servi à repêcher la personne noyée, sur le rivage à défaut d'autre lieu, ou dans tout endroit voisin qu'on jugera commode et le meilleur.

Pour transporter le malade, on emploiera tel moyen que l'on pourra, au plus vite, avoir à sa disposition ; on fera usage d'un brancard, d'une civière, d'une petite échelle, ou de quelque voiture ; on le mettra sur de la paille, sur un matelas, sur une couverture de laine, ou à leur défaut, sur un manteau, ou les vêtements secs qu'offrirait l'humanité des assistants.

On le couchera sur *le côté droit, la tête découverte, et un peu relevée.*

Dans les cas où il serait impossible de le transporter comme nous venons de le dire, deux personnes pourraient le coucher sur leurs bras, ou l'asseoir sur leurs mains jointes ; une troisième soutiendra la tête et le tronc par derrière.

Un assistant pourvu de tête et de cœur, prendra la direction des opérations.

Il commencera par dépêcher quelqu'un à la recherche d'un médecin.

Il ne devra pas balancer à requérir les agents de l'autorité qui pourraient se trouver présents et de leur faire toutes les injonctions nécessaires.

Là, comme dans tous les accidents publics, un seul doit commander et se faire obéir. Ainsi :

I.

On écartera des submergés, la foule toujours curieuse et avide de tout ce qui est spectacle pour elle, qui se presserait autour d'eux.

Six personnes au plus suffisent pour administrer les secours; un plus grand nombre ne pourrait que nuire.

II.

On débarrassera le submergé de ses vêtements, et, plutôt que de l'agiter trop violemment dans cette opération, on les coupera d'un bout à l'autre avec des ciseaux.

III.

Pendant ce temps, une personne lui penchera légèrement la tête, en la soutenant par le front, entr'ouvrira ses lèvres, écartera doucement ses mâchoires, et facilitera ainsi la sortie de l'eau, des mucosités, et autres corps qui pourraient se trouver dans la bouche et dans les narines.

On promènera, soit les doigts, soit une barbe de plume dans ces cavités pour les nettoyer.

Cette inclinaison forcée de la tête, ne doit durer qu'une à deux minutes, après quoi, on replacera le sujet dans une position horizontale, *la tête plus haut que les pieds*, et, *tourné un peu sur le côté droit*.

IV.

On peut même, pour débarrasser la trachée, et les bronches, aspirer avec la bouche, l'eau et les mucosités qui y sont contenues.

L'on conçoit que dans beaucoup de cas, il est bien difficile de rencontrer, parmi des étrangers, une personne assez dévouée pour le faire.

V.

Si l'accident a lieu pendant l'été, tandis que les chaleurs sont vives, on peut laisser sans inconvénient, et même avec avantage, le submergé exposé à l'action du soleil, à découvert, même dans l'état de nudité.

On aura soin cependant de lui couvrir la tête d'un mouchoir ou d'un bonnet.

VI.

Si l'on peut avoir à sa disposition un bain tiède, on le plongera dans la baignoire, en ayant soin de n'élever que graduellement la température de l'eau, mais, on pourra la porter avec le temps à +35, et même 40 degrés centigrades.

Je dirai la même chose d'une étuve de vapeur sèche, en ayant bien soin de maintenir la tête, au dehors de l'appareil.

VII.

On fera à la peau, sur tout le corps, à l'aide d'un morceau de laine, où d'une brosse médiocrement rude, des frictions pendant le bain.

VIII.

Si la face venait à rougir, on pratiquerait sur la tête des affusions presque continues avec de l'eau froide.

IX.

Si l'on n'a pas de bain promptement préparé, à sa

disposition, on essuiera au contraire le malade, avec des linges secs et chauds; on le tiendra soigneusement enveloppé d'une ou deux couvertures de laine, *couché, comme nous l'avons dit, sur le côté droit, la tête un peu plus élevée que les pieds.*

X.

Si la saison était froide, le temps humide et nébuleux, il faudrait, autant que possible, donner ces soins auprès d'un feu de flamme, mais, à une distance convenable, pour que le submergé n'en ressentît qu'une douce chaleur.

XI.

On fera ensuite, sous la couverture, avec des étoffes de laine bien chauffées, avec une brosse, ou même avec la main, nue ou armée d'un gant, des frictions sèches, spécialement sur le creux de l'estomac, la partie antérieure de la poitrine, le ventre, les cuisses et les bras.

XII.

On fera promptement chauffer des fers à repasser, et on les promènera légèrement sur la couverture dont le noyé est enveloppé, en les laissant séjourner un peu, sur les points les plus sensibles à l'action de la chaleur, savoir : sur le creux de l'estomac, sur le ventre, les flancs, sous les aisselles, et sur la région du cœur.

Le bas-ventre, et la partie tout à fait supérieure des cuisses, seront des points que, chez les femmes surtout, il ne faudra pas négliger de réchauffer fortement.

Si l'on peut se procurer une bassinoire à chauffer les lits, on y mettra des cendres chaudes, et on la promènera de la même manière sur toute la surface du corps, en la laissant de temps à autre, séjourner quelques moments, aux points que nous venons d'indiquer.

Le corps ne doit être réchauffé que fort lentement, et graduellement.

Il ne faut pas craindre pourtant, si l'état du noyé est très grave, de porter avec le temps les frictions jusqu'à la rubéfaction, et l'application de la chaleur jusqu'au soulèvement de l'épiderme, ou vésication, aux points les plus sensibles.

Dans un cas tout récent, je n'ai pu parvenir à triompher d'un état, tout à fait désespéré en apparence, qu'en usant de ce moyen.

XIII.

Toutes ces parties, une fois frictionnées et réchauffées, seront recouvertes d'étoffes de laine bien chauffées elles-mêmes.

On pourra appliquer sur le ventre et l'épigastre une vessie remplie d'eau chaude, des briques chaudes à la plante des pieds, aux creux des aisselles, aux aines, de chaque côté de la poitrine; ou des sachets remplis de cendres chaudes, ou des bouteilles pleines d'eau à une température élevée., etc., etc.

XIV.

On allumera des allumettes bien soufrées, et on les promènera sous le nez, afin d'irriter l'intérieur de cet organe; ou bien on fera flairer, à plusieurs reprises, le bouchon d'un flacon d'alcali volatil, de l'eau de Cologne, ou toute autre eau spiritueuse.

XV.

Si l'application de la chaleur et des frictions sèches n'étaient pas suffisantes, on augmentera leur activité, en en faisant d'autres avec une flanelle trempée dans de l'eau-de-vie camphrée ou du vinaigre.

La flagellation avec des orties, ou *urtication*, pourrait même être employée : je l'ai fait avec succès.

Toutes ces diverses pratiques irritantes de la peau, ont pour but de stimuler les nerfs cutanés et les vaisseaux capillaires de cet organe, dans l'espoir que cette stimulation ira réagir sur les troncs principaux.

XVI.

Si le noyé ne se rétablit point ; on fait brûler sur le creux de l'estomac, sur la partie antérieure et médiane de la poitrine, sur les cuisses et sur les bras, de petits morceaux d'amadou, de linge, ou simplement de papier.

XVII.

On chatouille les lèvres, et l'intérieur des narines avec les barbes d'une plume, ou tout autre corps étranger.

XVIII.

On exerce, avec les deux mains, de légères compressions alternatives, méthodiquement saccadées, et de bas en haut, sur les parois latérales de la poitrine, et sur le bas-ventre, pour stimuler les organes que contiennent ces cavités, en simulant, autant que possible, leurs mouvements d'expansion et de retrait naturels.

Lorsque le malade a avalé de l'eau en certaine abondance, on sent, pendant qu'on se livre à cette pratique, une fluctuation manifeste dans la région de l'estomac, et j'ai vu plusieurs fois, pendant les premières pressions, le sujet se débarrasser par la bouche, par une véritable régurgitation, d'une assez grande quantité de liquide, sans qu'on pût dire pour cela qu'il y eût vomissement.

XIX.

On donne un lavement composé de trois parties d'eau et d'une de vinaigre, et dans lequel on a, de plus, fait fondre cent vingt-cinq grammes (quatre onces) de sel de cuisine, le plus commun possible, ou un morceau de savon ordinaire, de la grosseur d'un œuf de pigeon.

Si l'accident a eu lieu au bord de la mer, un lavement d'eau de mer, avec addition de la quantité dite de sel marin, ne pourra qu'être avantageux, et remplacera parfaitement celui d'eau vinaigrée.

XX.

Si l'état du malade s'améliore, et s'il a recouvré la faculté d'avaler, on lui donne, de cinq en cinq minutes, une cuillerée à café d'eau-de-vie naturelle ou camphrée, ou d'eau de Cologne, suivant ce qu'on a à sa disposition, et coupées avec deux parties d'eau.

A défaut de ces liqueurs, quelques cuillerées de vin un peu alcoolique pur, ou coupé avec une demi ou une partie d'eau, pourront être administrées.

Il faut se garder de le forcer à boire, tant qu'il a beaucoup de difficulté à avaler. Il y aurait même grave danger à le faire. Le liquide pourrait s'introduire, en partie, dans le conduit aérien, et déterminer une imminence de suffocation.

XXI.

Quelquefois il arrive que les mâchoires, chez les submergés, sont spasmodiquement contractées ; et, quoique redevenus aptes à effectuer des mouvements de déglutition, l'état de resserrement des dents, les unes contre les autres, s'oppose à l'introduction de toute espèce de liquide.

Il ne faut pas, pour cela, leur en casser une ou deux, comme je l'ai vu imprimé quelque part, mais bien essayer de leur ouvrir forcément la bouche, en faisant une pesée au niveau des premières molaires, avec le manche d'une cuillère, ou un petit bâton taillé en palette.

Il est nécessaire, aussitôt qu'on a obtenu l'écartement des mâchoires, de les tenir ouvertes en plaçant entre les arcades dentaires, un tampon de linge, ou un bouchon de liége, ou un petit morceau de bois arrangé en forme de coin.

On pourra alors abaisser la langue avec le doigt indicateur, et introduire le liquide.

On profitera de cette disposition pour dégager l'arrière-bouche des mucosités qui peuvent y être amassées.

Quelquefois, on peut tirer parti d'une des douleurs que, pour le sauver, on est obligé de faire subir au malade, et des cris involontaires qu'elle peut lui arracher.

Il m'est souvent, en effet, arrivé de profiter du moment où il ouvre la bouche, en poussant un cri, pour y projeter, en quelque sorte par surprise, une cuillerée du liquide médicamenteux dont j'avais jugé l'administration convenable.

On peut même, dans ce but, provoquer le développement de cette douleur, qui, par elle-même, ne peut d'ailleurs qu'être profitable à son rappel à la vie.

XXII.

Si les boissons qu'on fait prendre à l'intérieur donnent lieu à des envies de vomir ; si la langue est chargée ou la bouche pâteuse, et surtout si l'accident a eu lieu peu de temps après un repas ; on peut administrer 10 à 15 centigrammes (2 à 3 grains) d'émétique, dissous dans un verre d'eau tiède.

Si l'on n'a pas d'émétique à sa disposition, on essaiera de provoquer le vomissement en titillant l'arrière-bouche, et la partie supérieure du gosier, à l'aide d'une barbe de plume bien flexible.

Si le sujet vomit, on aidera à cet acte salutaire par l'ingestion de quelques tasses d'eau tiède.

XXIII.

Dans le cas, au contraire, où les médicaments

opèrent par les selles, on donnera quelques cuillerées de vin chaud ou d'eau-de-vie, fortement étendue d'eau sucrée (trois cuillerées à bouche d'eau-de-vie, ou un tiers environ de vin, pour un verre d'eau de capacité ordinaire.)

XXIV.

Quant à la saignée, nous ne croyons pas devoir la ranger au nombre des moyens qui peuvent être laissés à l'arbitraire d'une personne étrangère à l'art de guérir, bien qu'elle en connût les principes manuels, et qu'elle fût habile à mettre ce moyen à exécution.

On peut faire, par elle, jouer trop gros jeu au malade. Elle ne doit être pratiquée, si elle n'a pas été jugée primitivement nécessaire, et dans les seules circonstances exceptionnelles que j'ai décrites, qu'alors que la réaction est amplement manifestée, et seulement encore, dans le cas où celle-ci excède de justes limites et revêt un caractère inquiétant d'excitation, je dirais presque de phlegmasie générale : *sinon, il faut s'en abstenir.*

XXV.

Pour ce qui est des lavements de décoction de

tabac, et des injections de fumée de cette même substance, dans les voies naturelles inférieures ; pratiques recommandées par quelques auteurs de mérite, et à juste raison réprouvées par d'autres, nous pensons avec ces derniers que les propriétés toxiques, narcotiques et stupéfiantes de cette plante, sont plutôt capables d'augmenter les accidents que de les combattre.

Si c'est comme purgatif qu'on conseille ces lavements, nous croyons que cette indication sera, au moins, aussi bien remplie par celui avec le sel, tel que nous l'avons indiqué dans le numéro XIX de ce chapitre.

Nous engageons donc à s'en abstenir, et nous ne les mentionnons même ici que pour donner notre avis à leur sujet, et pour les faire éviter.

XXVI.

Enfin, partant de cette probabilité que, dans toute espèce de mort, si nous en exceptons toutefois celle dans laquelle le cerveau se trouve être la partie qui ait fléchi la première; les organes des sens de l'ouïe, de l'odorat, et particulièrement de la vue, sont les derniers dans lesquels s'éteint la sensibilité, sans nul doute à cause de leurs connexions presque immédiates avec le centre sensitif ; je proposerai d'agir avec énergie, persévérance, opiniâtreté même, sur chacun d'eux, sur l'œil surtout, dans le but de stimuler l'appareil nerveux commun, et de le forcer pour ainsi dire à rentrer en action.

Ainsi, au moyen du bruit et des odeurs volatiles et pénétrantes dont nous avons parlé, on tâchera d'irriter les deux premiers.

Quant au troisième, au sens de la vue, j'indiquerai pour arriver à cette fin, un procédé qui, dans quelques cas d'amaurose, dus à une paralysie simple de la rétine m'a quelquefois assez bien réussi, pour réveiller un peu la sensibilité de cette membrane.

Il consiste à diriger, alternativement sur les deux globes oculaires, à l'aide d'une lentille convergente, un fort faisceau de rayons lumineux, d'abord au travers des paupières fermées, puis ensuite directement sur le globe de l'œil lui-même, après avoir écarté les paupières.

Bien entendu qu'on ne fera pas converger les rayons solaires, au point de produire la brûlure, mais seulement assez, pour qu'une nappe éclatante de lumière vienne frapper cet organe, et cela seulement pendant quelques moments, cinq a dix secondes au plus, à chaque application. On la répète trois à quatre fois de suite, à de courts intervalles.

Une sensation de commotion dans la tête, une douleur assez vive que les malades rapportent profondément au milieu du front, est, presque toujours, le résultat de cette pratique, pour peu que l'œil jouisse encore d'un petit degré de sensibilité.

La lumière, dans ce cas, agit comme excitant, et les rapports directs de l'œil avec le cerveau et quelques uns des rameaux des nerfs cérébraux d'une part, et de l'autre avec le ganglion lenticulaire du nerf trisplanchnique, expliquent la possibilité de la réaction de cet organe, sur le système nerveux en général.

J'engage donc à en essayer de confiance, car il m'est impossible de m'appesantir autrement ici, sur ce sujet, ni de discuter les considérations physiologiques que je pourrais déduire à cet égard.

Telle est en somme la série des secours que toute personne intelligente pourra, sans danger, administrer à un noyé.

Ces divers moyens doivent être mis, presque tous simultanément en usage.

On assigne à chacun des six assistants au plus, que j'ai dit être nécessaires, sa part de la besogne, et on veille à ce qu'ils s'en acquittent de leur mieux.

Quant aux autres agents de traitement, qu'il est quelquefois nécessaire de mettre encore en usage, l'opportunité ne peut en être bien indiquée, et, ils ne peuvent être bien appliqués que par un médecin, et même par un médecin éclairé.

Je ferai, du reste, en terminant, au sujet de l'application de ces premiers secours, une dernière et bien importante observation. Leurs effets sont en général lents, et quelquefois presque insensibles : ils ne réussissent, le plus souvent, qu'autant qu'ils sont administrés sagement, lentement, et avec ordre, pendant plusieurs heures, et sans interruption.

Si on les suspend intempestivement un instant, on s'expose à perdre, tout ce qu'à force de peines, on était parvenu à gagner.

On ne doit pas non plus désespérer, parce que le noyé serait resté sous l'eau pendant un temps assez long, une demi-heure, une heure, et même plus ; car, si nous en croyons quelques auteurs, entre autres Frank, Boërrhaave, Morgagni, Tissot, etc., des submergés auraient été rappelés à la vie, après une heure, trois heures, six heures, même presque une demi-journée de submersion.

Le fait est que cela est......... écrit.

Pour mon compte, je n'ai jamais été témoin de semblables miracles, j'en conçois même peu, je l'avoue, la possibilité. L'abaissement seul de la température, pendant un temps aussi long, alors que la nature ne réagit contre lui que par des moyens, nuls pour ainsi dire, me paraît capable d'amener, à lui seul, une terminaison funeste ; et jamais, malgré des secours prolongés pendant six, huit, douze heures même, et aussi consciencieusement et méthodiquement administrés qu'il m'a été possible de le faire, je n'ai eu le bonheur d'obtenir d'aussi heureux résultats, toutes les fois que la submersion avait duré douze ou quinze minutes, souvent même beaucoup moins.

Je me suis borné à les lire dans les auteurs que je cite. Peut-être même, personnellement, ai-je joué de malheur, car, les trois cas funestes sur les dix, avec guérison espérable, qu'il m'a été donné de traiter, se rapportent à trois sujets, deux hommes et une femme qui, en circonstances diverses, furent retirés de l'eau, environ quatre à cinq minutes, au plus, après s'y être mis; et parmi les sept autres; trois sujets au contraire avaient été submergés pendant presque le double de ce temps, et les quatre derniers, pendant un nombre de minutes un peu moindre ou à peu près semblable.

Il faut donc tout attendre de la persévérance. Il y a des noyés, ainsi que nous l'avons dit, qu'on n'a pu rappeler à la vie qu'après huit, douze heures, et même plus, de tentatives continues.

On ne doit donc jamais abandonner avant ce temps, un sujet submergé, et seulement alors que l'on a bien la certitude qu'il est mort.

§ II. *Ordre deuxième.* — *Moyens spéciaux.*

Il nous reste maintenant à dire un mot de quelques autres moyens qui, eux, ne doivent être administrés que sur l'indication, et sous la direction d'un homme de l'art, ainsi que nous l'avons dit, seul juge capable d'apprécier leur opportunité et d'en diriger l'emploi. Aussi, n'en parlerons-nous que pour mémoire, et seulement afin de rendre complet tout ce qui se rattache au sujet qui nous occupe : encore n'en indiquerons-nous que les principaux.

1°. *Saignées.*

La saignée sera quelquefois d'une application héroïque.

Je pense que dans les cas d'accidents revêtant la forme apoplectique cérébrale ou pulmonaire, elle pourra, avantageusement, être pratiquée au début du traitement, ainsi que nous l'avons dit ailleurs, en exposant, d'une manière générale, les variétés et la théorie des effets de la submersion.

Toujours est-il ; qu'on la juge nécessaire primitivement ou secondairement ; elle ne doit jamais être faite que sur les sujets dont le visage est rouge, violet, ou noir, et dont les membres, ou tout au moins les cavités naturelles, conservent encore un certain degré de chaleur.

La saignée à la jugulaire est la plus efficace, pourtant, l'ouverture de l'artère temporale lui serait peut-être préférable, comme évacuation sanguine de prime abord, dans le cas de submersion apoplectique cérébrale ; celle du bras au contraire serait pratiquée, si l'apoplexie avait son siége dans le poumon.

Celle du pied, ou mieux de la partie inférieure de

la jambe, pourrait trouver ses indications, n'était la difficulté d'exécuter, dans ces circonstances, cette phlébotomie, déjà, le plus souvent fort difficile, dans les cas les plus simples où elle est recommandée, ou au moins, à l'aide de laquelle on n'obtient en général qu'avec peine, la quantité de sang que l'on désire.

Il faut, en principe, éviter toute espèce d'émission sanguine, sur des corps froids, ou dont les membres commencent à se roidir. Les exceptions à cette règle seront extrêmement rares, si tant est qu'il en existe. On doit au contraire s'occuper par tous les moyens possibles, à réchauffer le noyé qui se trouve à cet état.

Tous les préceptes que nous venons de donner ici, relativement à l'emploi de la saignée, se trouvent déjà épars, çà et là, en plusieurs autres parties de ce chapitre, et, l'on serait en droit, peut-être, de nous accuser de répétition, si nous ne prévenions le lecteur, que c'est à dessein que nous en avons agi ainsi, afin de résumer en quelques lignes, dans la partie affectée spécialement à l'administration des moyens de secours, tout ce qui a trait à ce sujet.

2°. *Insufflation de l'air dans le poumon.*

Elle se pratique à l'aide d'une canule appropriée,

introduite par une de ses extrémités dans les fosses nasales, par l'une des narines, en ayant bien soin d'occlure l'autre avec les doigts, et de fermer la bouche, pour empêcher l'air de s'échapper par cette ouverture.

On pourrait aussi se servir, pour cette opération, du tube laryngien proposé par *Chaussier*, dans le cas d'asphyxie des nouveaux-nés, et introduire directement cet instrument dans le larynx, par l'ouverture de la glotte, mais, je crois devoir accorder la préférence au premier procédé.

A l'autre extrémité de la canule, ou tube, on adaptera un soufflet, à une âme seulement, et on soufflera par petites saccades et avec douceur, pour éviter d'introduire dans les poumons, à chaque mouvement, un trop grand volume d'air, ce qui, ainsi que l'ont fort bien démontré les expériences de *M. Leroy d'Etioles*, pourrait causer la rupture des vésicules pulmonaires, et un emphysème interstitiel promptement fatal.

L'insufflation de l'air a pu produire, quelquefois, d'avantageux résultats; mais aussi, dans quelques circonstances, ne pourrait-elle pas refouler dans le larynx, la trachée-artère, et les bronches, les mucosités qui se trouvent à l'orifice de ces canaux respiratoires, et même, celles qui sont déjà parvenues dans l'arrière-bouche et les fosses nasales, et aggraver ainsi le mal existant déjà ?

La possibilité, de ces inconvénients doit donc rendre très circonspect dans l'emploi de ce moyen qui veut, ainsi qu'on le voit, être accompagné de tous les ménagements et de toute la prudence imaginables, et qui demande, de plus, de la part de celui qui le met en pratique, une grande habileté, jointe à une certaine habitude.

3°. *Laryngotomie, Trachéotomie ou Bronchotomie.*

Proposées en 1714, par *Detharding*, professeur à *Rostock* (Mecklembourg), combattues en France, par *Louis* (premier mémoire sur la Bronchotomie), qui en a démontré l'inutilité ; ces opérations qui consistent à pratiquer, par des procédés chirurgicaux, au larynx ou à la trachée une ouverture artificielle pour donner passage à l'air extérieur, demandent, d'abord, en raison de leurs difficultés, des connaissances anatomiques bien précises, et une main chirurgicale exercée.

En admettant même qu'il se trouve là quelqu'un apte à les pratiquer, le plus souvent, elles devront être sans résultat avantageux, les mucosités qui engouent l'organe respiratoire, ne se trouvant pas seulement au dessus, mais bien encore, et en une quantité relativement plus considérable peut-être, au dessous du point, où l'on aura opéré ; l'asphyxie par submersion ne dépendant pas, ainsi qu'à tort on l'avait avancé, soit d'une coarctation spasmodique de la glotte, soit d'un abaissement de même nature de l'épiglotte, qui viendrait complètement boucher l'orifice de cette ouverture.

En admettant même que les choses se passassent ainsi ; cette opération ne serait encore profitable que pour la variété d'accidents de submersion, revêtant la forme franchement asphyxique.

Ces pratiques devront donc être rejetées, comme tout à fait inutiles, dans la presque totalité des cas de submersion, et même si nous nous servons de cette forme de langage, au lieu de la proscrire d'une manière tout à fait formelle et positive, c'est parce que nous pensons qu'il n'est en rien, de règle tellement absolue, qui ne puisse admettre, ne fut-ce qu'une fois sur cent mille, une exception quelconque, et qu'en pathologie surtout, il n'y a pas, je crois, de principe si exclusif, qui ne soit capable, une fois entre autres, d'être mis en déroute, par un caprice de la nature.

Je ne sache d'ailleurs pas qu'on pût citer à l'appui

de ces opérations, un seul exemple de succès authentique, en pareille circonstance. Je ne crois même pas, qu'en semblable occasion, elle ait jamais été *réellement* pratiquée.

4°. *Acupuncture simple.*

Elle a été vantée par *Carero*, dans le cas d'asphyxie par submersion. Il enfonçait les aiguilles dans le tissu même du cœur et du diaphragme. Elle lui a, à ce qu'il paraît, réussi dans un très grand nombre d'expériences sur des animaux.

Pour mon compte, je conçois fort bien la possibilité de son résultat heureux, dans la forme de submersion, que j'ai appelée syncopale (qu'on se rappelle bien qu'elle devrait être admise comme la seule véritable asphyxie); et je ne balancerais pas à y avoir recours, dans une circonstance pareille.

Elle devrait être pratiquée selon la méthode japonaise, et les aiguilles appropriées, directement enfoncées *par rotation*, dans le tissu même du cœur. On s'expose, ainsi, moins à les rompre, qu'en les faisant pénétrer *par percussion*. Elles entrent aussi plus facilement, ainsi que de nombreuses expériences me l'ont démontré.

5°. *Stimulation directe du cœur.*

Bichat, je crois, a proposé, dans ce but, de solliciter les contractions directes du cœur, en introduisant jusque dans l'oreillette droite, un stylet mousse, par la veine jugulaire externe, préalablement ouverte.

M. Bérard a eu occasion de mettre cette idée en pratique une seule fois, et sans succès, sur un noyé qui n'était resté que quelques minutes sous l'eau.

La crainte malheureusement trop rationnelle et trop fondée de l'introduction de l'air dans la veine jugulaire, et de ses irréparables conséquences (l'introduction de l'air dans les veines, tue à peu près aussi rapidement que la foudre), pendant cette opération, me la ferait rejeter bien loin; et, en admettant qu'on bravât tout, et qu'on se décidât à y recourir, ce ne devrait être encore que dans le cas, seulement, de phénomènes syncopaux.

Je lui préfèrerais de beaucoup, l'acupuncture dont je viens de parler, qui elle, porte directement son action, sur le tissu véritablement musculaire, et éminemment contractile des ventricules du cœur, et doit nécessairement amener, dans eux, quelques contractions passagères, et qui, quoique le plus souvent désordonnées, n'en peuvent pas moins suffire à ranimer l'action vitale prête à s'éteindre dans cet organe, action qui du reste se régularisera bientôt.

6°. *Compression de l'aorte abdominale.*

Ne pourrait-on pas essayer encore, dans les cas de submersion syncopale, de la compression de l'aorte abdominale, à la région lombaire moyenne et inférieure, ainsi qu'elle s'effectue, ordinairement, dans des cas spéciaux, qu'il n'est pas de mon devoir de mentionner ici?

Pratiquée dans ces circonstances, elle aurait pour but de raccourcir le trajet de parcours de l'arbre circulatoire, et de forcer, dans un temps donné, une plus grande quantité de sang d'affluer au cœur et au cerveau, et de stimuler ces deux organes, au détriment momentané des membres inférieurs.

Je ne fais qu'émettre cette opinion. Il faudrait, pour l'ériger en précepte, que j'eusse pu la sanctionner par une application quelconque. C'est ce que je n'ai pas fait dans ce cas, et je ne raisonne ici, que par analogie.

Avant de la mettre en usage, pourtant, il faudrait bien en peser les avantages et les inconvénients, et voir surtout, si la pression continue qu'on est obligé d'exercer, alors, sur les parois abdominales, ne doit pas, en gênant le mouvement d'expansion des viscères qui y sont contenus, et en les refoulant en haut, s'opposer aux mouvements si nécessaires du diaphragme, aussitôt qu'un commencement d'acte respiratoire viendra à se manifester, même d'une manière inappréciable pour les assistants.

On ne devra non plus commencer l'application de ce moyen, qu'autant que quelques contractions se seraient manifestées dans le cœur.

7°. *Electricité.* — *Galvanisme.*

D'après *M. Leroy d'Etioles*, un courant électrique peut être utile pour ranimer les battements du cœur.

Voici comment cet habile praticien propose d'opérer :

Il enfonce entre la huitième et la neuvième côte, sur les parties latérales du corps, une aiguille courte et fine. Il suffit de la faire pénétrer de quelques millimètres, à un ou deux centimètres de profondeur, selon l'embonpoint du sujet, pour qu'elle rencontre les attaches du diaphragme : il établit alors un courant avec une pile de vingt-cinq ou trente couples, d'un pouce de diamètre. Aussitôt après, le diaphragme se contracte, et il se fait une inspiration.

On interrompt le cercle, pendant que l'expiration a lieu, et on le rétablit ensuite pour exciter une seconde inspiration.

Le galvanisme qui, lorsqu'il est continu, ne produit que des mouvements désordonnés, appliqué de cette manière, provoque une respiration régulière.

On recommence cette pratique, pendant une demi-heure, une heure, et même plus.

Une seule fois, je l'ai expérimentée conjointement avec un jeune professeur de physique, que le hasard avait amené sur le lieu de l'accident.

Malheureusement, ce fut sans succès durable. Peut-être ne faut-il en accuser que le temps qu'il fallut inévitablement perdre à se procurer l'appareil galvanique approprié, et qui, malgré toute la célérité qu'on y mit, ne fut pas moindre d'une heure et demie, pendant laquelle une foule d'autres moyens avaient été tentés.

Il sera bien difficile qu'il n'en soit pas toujours ainsi : on n'a pas en effet sous la main, un appareil électro-galvanique tout monté, et de plus, tout le monde, tout médecin même, ne sait pas s'en servir.

Ce moyen, bon en lui-même, ne pourra donc être que d'une application fort rare et fort restreinte.

8°. *Ventouses.*

Je ne dirai presque rien, de l'emploi des ventouses qu'on trouve pourtant mentionnées dans, à peu près, tous les auteurs qui ont écrit sur le sujet que nous traitons ici. Je n'en vois pas trop l'utilité démontrée, ni dans quels cas elles peuvent devenir absolument nécessaires.

Si c'est pour révulser à la peau, alors, on les appliquera sèches : mais, les frictions rempliront le même but, et de plus, exerceront sur cet organe, une action excitante générale que n'aura pas la ventouse.

Elles ne pourraient donc être avantageuses, que scarifiées, comme succédanées des sangsues, et encore, si on n'a pas de ces anhélides à sa disposition, et dans le cas seulement où pendant la réaction, quelque congestion locale viendrait à se faire.

9°. *Cautérisation.*

La cautérisation actuelle, inhérente ou objective, à l'aide d'un cautère nummulaire ou en rondache fortement chauffé, ou d'un charbon incandescent, ou encore d'un liquide très chaud, suivant les procédés ordinairement mis en usage, pourra être employée sur la région du cœur, ou sur le trajet des gros vaisseaux (un peu profonds néanmoins), pour tâcher d'exciter la stimulation et les contractions de ces parties : mais, il faudra une grande prudence dans son emploi.

Ce n'est du reste qu'une pratique analogue, mais douée seulement d'une plus grande énergie d'action, à celles dont j'ai parlé, en recommandant de faire brûler sur ces mêmes parties, de petits morceaux de linge, d'amadou, ou de papier.

Tel est je crois en somme, l'exposé des moyens principaux qui ont été mis, ou qu'on pourrait mettre en usage, pour combattre les accidents de la submersion.

CHAPITRE XI.

DES BOITES DE SECOURS. — DÉTAILS DES OBJETS QU'ELLES DOIVENT RENFERMER, EN SUIVANT L'ORDRE DANS LEQUEL ON DOIT GÉNÉRALEMENT EMPLOYER CHACUN D'EUX.

Les secours qu'il faut administrer contre les accidents de la submersion, secours dont nous venons de parler dans le chapitre dixième, de cette même partie, réclament, ainsi qu'on a pu le voir, pour leur application, l'emploi de certains instruments, et de certaines substances spéciales, qu'il est souvent fort difficile, pour ne pas dire impossible, de se procurer à la hâte, dans un endroit éloigné d'habitations, ou même dans le cas d'accidents qu'il faut combattre sans retard.

Il existe chez quelques fournisseurs spéciaux, chez *M. Charrière* entre autres, fabricant d'instruments de chirurgie, rue de l'Ecole-de-Médecine, à Paris, des caisses toutes prêtes, dites boîtes de sauvetage, ou mieux boîtes de secours, dans lesquelles se trouve renfermé tout le matériel qui peut devenir nécessaire en pareil cas.

Dans beaucoup de localités bien administrées, une de ces boîtes est déposée dans un lieu, public et constamment accessible à tous (un corps de garde par exemple), de telle sorte que, dans des circonstances urgentes, tout homme de l'art peut en requérir le transport, sur le point où elle est devenue utile.

Comme il serait possible que l'autorité, ou quelque personne bienfaisante et amie de l'humanité, voulût bien doter d'une pareille boîte de secours, contre les accidents de la submersion, quelque établissement public d'un littoral, je crois devoir, pour terminer, consacrer quelques lignes à la nomenclature des divers objets qu'un appareil de ce genre doit indispensablement renfermer.

J'extrais ces détails de l'ordonnance du préfet de police de la Seine, ordonnance que nous avons déjà eu occasion de mentionner plus haut. J'en retranche à dessein quelques uns des articles qui s'y trouvent indiqués, ce sont ceux dont nous avons blâmé et rejeté l'emploi, comme inutile ou même, selon nous, dangereux.

Chaque boîte devra donc se composer des objets suivants :

1° Une paire de ciseaux de seize centimètres de long, à pointes mousses;
2° Une chemise ou couverture de laine;
3° Des frottoirs de laine;
4° Un bonnet de laine;
5° Deux brosses médiocrement rudes, pour frictions;
6° Deux fers à repasser avec leurs poignées;
7° Un double levier;
8° Une canule à bouche avec son tuyau de peau;
9° Une canule de gomme élastique;
10° Un soufflet à une âme;

11° Une pierre à fusil, de l'amadou, un fer à briquet, une botte d'allumettes ;

12° Une tige de fer, ou aiguille à dégorger ;

13° Une bouteille contenant de l'eau-de-vie camphrée ;

14° Une autre contenant de l'eau-de-vie camphrée et ammoniacée ;

15° Un petit flacon contenant de l'alcali volatil (ammoniaque) ;

16° Un autre contenant de l'eau de mélisse ;

17° Un autre contenant du vinaigre antiseptique (des quatre voleurs) ;

18° Un gobelet d'étain ;

19° Une cuiller de fer étamé ;

20° Des plumes pour chatouiller le dedans du nez et la gorge ;

1° Une seringue ordinaire avec ses tuyaux ;

22° Une petite boîte renfermant plusieurs paquets d'émétique, de quinze centigrammes (trois grains) chacun ;

23° Deux bandes à saigner ;

24° Quelques petites compresses de linge à demi-usé.

Nota. — Il y a aussi dans la boîte un nouet de soufre et de camphre pour la conservation des effets de laine.

CHAPITRE XII ET DERNIER.

DERNIER CONSEIL.

Je vais bientôt abandonner la plume, et terminer les instructions que j'ai cru devoir adresser aux baigneurs; pourtant, avant de la déposer tout à fait, il me reste à leur donner un dernier conseil. Il est tout de précaution et de prudence, et n'a pour but, que d'éviter à beaucoup d'entre eux, ainsi que j'ai eu occasion de l'observer plusieurs fois, bien des tourments, des inquiétudes, des chagrins même, si, par hasard, quelqu'un des accidents, ou états maladifs que j'ai signalés, en divers endroits de mon livre, survenaient ou chez eux, ou chez les personnes qu'ils auraient accompagnées aux bains.

C'est surtout aux mères que je l'adresse.

Il arrive souvent que l'on se trouve éloigné du domicile d'un pharmacien, ou même d'un épicier, vendeur des substances médicamenteuses les plus vulgaires ; car, et c'est un fait à constater, ces messieurs auxquels il faut pour exercer leur art, ou faire leur commerce, des frais, assez dispendieux parfois, de matériel d'installation, n'abondent pas, en général, dans les campagnes et les petites localités, comme les médecins, qui, pauvres et laborieux BIAS, *portent tout avec eux*. Heureux les malades qui en rencontrent de suffisamment chargés, pour plier sous le faix. Ceci soit dit sans nulle intention malveillante : tels ne sont, ni ma pensée, ni mon caractère.

Les pharmaciens ne peuvent pas se déplacer non plus ; il faut bien aller les trouver là où ils résident, pour leur acheter leurs médicaments, et cela fait perdre un temps, souvent fort précieux.

Je conseillerai donc aux personnes prévoyantes, et qui, comprenant bien tout le prix de la santé et l'avantage des secours premiers, suivent avec sagesse cet axiôme si salutaire.

> Opposez vous au mal avant qu'il s'enracine,
> S'il séjourne, il rend vain l'art de la médecine.

Je leur conseillerai, dis-je, si elles doivent prendre leurs bains dans une localité pareille à celles dont je viens de parler, de se munir, à tout événement, d'un petit bagage pharmaceutique. Avec son aide, elles pourront, en admettant qu'elles n'aient pas occasion d'en faire usage pour elles-mêmes, se trouver du moins en mesure d'obliger, souvent au delà de toute expression, leurs commenseaux ou leurs voisins; et cela fait tant de bien de rendre service à quelqu'un !

Les substances dont il sera bon de se précautionner, seront les suivantes :

1° Farine de lin, 1|2 à 1 kilogramme;
2° Farine de moutarde, 1|2 kilogramme;

3° Fleurs de tilleul, ou de camomille, thé, ou feuilles d'oranger, 50 à 60 grammes ;
4° Alcool camphré, 125 grammes ;
5° Un petit flacon d'éther ;
6° id.   id.   d'alcali volatil (ammoniaque) ;
7° id.   id.   d'acide acétique cristallisé (vinaigre de sel) ;
8° Tartrate antimonié de potasse (émétique), 20 à 25 centigrammes, divisé en petits paquets, chacun de 5 centigrammes (1 grain).

On pourra y joindre une demi-bouteille de sirop de gomme, ou de groseilles, ou de vinaigre, qui, du reste, s'ils ne servent pas à un malade, seront, comme rafraîchissants, agréablement consommés par les baigneurs bien portants.

Avec ce petit arsenal médicamenteux, on se trouvera toujours à même, de pourvoir, en cas d'accident, aux indications les plus pressantes, et, on aura le temps de recourir, à l'assistance et aux lumières des hommes compétents.

Du reste, notre époque d'inventions et de perfectionnements industriels, n'est pas restée en retard, à cette occasion ; et l'on trouvera chez MM. Berthet et Péret, 13, rue Montmorency au Marais, à Paris, un dépôt des petites pharmacies portatives, de M. Arrault pharmacien, rue des Petites-Écuries, n° 24.

Chacune de ces petites trousses renferme, sous une forme élégante et commode et un volume aussi petit que possible, mais néanmoins suffisant, la pluralité des médicaments essentiels dont j'ai donné la liste, et de plus, une instruction sommaire, concise, claire et rationnelle, des secours les plus urgents à donner, dans les cas d'accidents les plus communs.

Sa dimension n'est guère plus grande que celle d'une tabatière carrée de moyenne grandeur.

J'en recommande l'acquisition aux voyageurs, et aux chasseurs surtout; ils n'auront qu'à s'en applaudir.

J'en puis parler par expérience.

FIN DE LA QUATRIÈME ET DERNIÈRE PARTIE.

POST-FACE.

Ici j'arrête le travail que je m'étais imposé.

En ai-je dit assez ? En ai-je dit trop ou trop peu ? En un mot, ai-je suffisamment répondu aux exigences de mon titre, et passé en revue toutes les particularités qu'il doit être utile, agréable, ou nécessaire au baigneur de connaître et d'apprécier sous un point de vue méthodique et médical ? et, le lecteur fermant mon livre avec colère, s'arrêtera-t-il pour faire l'une ou l'autre de ces reflexions terribles pour l'auteur : Qu'a-t-il voulu dire là ? ou bien encore : J'aurais désiré qu'il eût parlé de ceci, ou de cela, etc., etc.

C'est ce que, quant à présent, j'ignore, c'est ce que l'avenir seul m'apprendra, c'est ce qu'enfin la presse, cette divinité toute puissante, si elle veut bien, un instant, jeter les yeux sur ma chétive œuvre, me fera connaître. Je m'abandonne en toute humilité au jugement, quel qu'il soit, qu'elle croira convenable d'en porter.

Quelques amis, trop bienveillants peut-être, mais en qui j'ai toute confiance, et auxquels j'ai communiqué mon manuscrit, ont achevé de me déterminer à sa publication immédiate, que, sans eux, j'aurais ajournée probablement encore. En ne me rendant pas à leurs instances, n'aurai-je pas l'air de prendre leur désir pour une lettre de Bellérophon, leurs conseils pour un baiser de Judas ? — Je ne veux pas leur manquer à ce point.

Et, que pourrais-je craindre après tout? — En écrivant ces pages, n'ai-je pas obéi à l'idée, ainsi que je l'ai dit en commençant, de faire un travail, qu'après tout, j'ai supposé pouvoir être utile à quelques uns.

Si je n'ai pas entièrement accompli ma tâche, au moins, aurai-je tenté de le faire; — c'est déjà quelque chose, — et je me console par l'espérance que mes Aristarques, en lisant mon livre, diront avec le poète :

Ut desint vires, tamen est laudanda voluntas.

Ce que, si je faisais des vers, je traduirais ainsi :

Ses forces l'ont trahi; tenons lui compte au moins
Des efforts qu'il a faits ;

Et, comme il manque une rime à mon premier vers ; pour la régularité, je complèterais ainsi l'hémistiche du second :

. . . . *Epargnons-lui les soins.*

Que ceci néanmoins n'aille pas être pris pour un cri de grâce.

Pourtant, je dois l'avouer, quelque répugnance que j'éprouve à entretenir mes lecteurs de ce qui personnellement m'intéresse, un autre motif encore m'a engagé à la publication de ce traité.

J'ai voulu qu'elle fût une réponse à ceux qui n'ont

pas manqué d'exploiter, au préjudice de ma clientelle, les absences, trop nombreuses, peut-être, pour mes propres intérêts, que les recherches et observations nécessaires à mon sujet, m'ont obligé à faire, pendant six étés consécutifs.

J'ai voulu dis-je que l'apparition de ce livre, bon ou mauvais, ici n'est pas la question, prouvât que, quoique abandonnant fréquemment, chaque année, mon cabinet et mes affaires de la ville, pendant une partie de la belle saison, je faisais en sorte, de ne pas, pour cela, perdre tout à fait mon temps, et ne l'avais pas exclusivement consacré aux promemades et aux plaisirs d'un *dolce non far niente*.

C'est qu'il est si facile de calomnier les actions des autres, surtout lorsqu'on n'en connaît pas le but ; de travestir d'un mot, un médecin, un confrère quelquefois, en amateur en médecine — ce trait, spirituel ou non, est si vite décoché.

Tâchons donc d'avoir un peu plus d'indulgence et de charité, Messieurs, s'il vous plaît: et qui n'en a pas besoin dans sa vie ? — Si ce qu'on a appelé mes promenades, mes excursions nautiques, dont on a cherché, du reste, je le sais, à dénaturer, et à ridiculiser le but, ont nui à quelqu'un; ce n'est en somme qu'à moi seul, et encore sous le point de vue pécuniaire; et jamais jusqu'ici, je n'ai songé à m'en plaindre. Laissons à autrui la liberté de son vouloir et de ses actions, si nous voulons qu'on nous la laisse à nous-mêmes. — C'est un domaine privé que personne n'a le droit de profaner de ses regards indiscrets.

Le soleil luit pour tous : que chacun puisse au moins s'y réchauffer à sa guise.

Toujours est-il que j'ai achevé mon livre. — Je l'ai achevé, je le jure, comme je l'avais entrepris, en mettant de côté, par avance, tout amour propre, et toute vanité d'auteur.

Je le livre au public, — le public le jugera.

On me reprochera peut-être, d'avoir donné sur des points, en apparence insignifiants, des détails par trop minutieux.

Pour beaucoup de mes lecteurs, cela est possible ; mais, à ceux-là je répondrai que la pratique vit de détails, que j'ai écrit pour ceux qui ne savaient pas, et que lorsqu'on se met en devoir d'offrir au public un livre qui porte en tête, le titre de *Guide ;* mon opinion est, que l'on ne doit pas craindre d'aborder minutieusement tous les objets qui, de près ou de loin, se rattachent au sujet que l'on a voulu traiter. — D'ailleurs, en agissant ainsi, je n'ai fait que répondre, une fois pour toutes, aux mille questions que m'ont si souvent adressées de nombreux baigneurs.

Un autre reproche, plus fondé peut-être, est celui que l'on adressera au style, à la rédaction des idées.

Là dessus, je passe condamnation à l'avance, et j'avouerai en toute humilité, que plus habitué maintenant, à manier la lancette que la plume, mes souvenirs de rhétorique commencent à s'effacer un peu. J'ai d'ailleurs écrit mon traité d'un bout à l'autre, comme on le dit, *currente calamo*, et sans prétention aucune; je l'ai écrit, comme je l'aurais professé de ma chaire, si cette matière avait dû être l'objet de quelques leçons spéciales. — Cela se voit de reste. — Je n'ai pas écrit pour le plaisir d'écrire. — Voilà mon excuse.

Cette confession faite, je *largue* les *amarres* qui retiennent encore au port, mon œuvre *quasi-maritime*, en lui souhaitant une mer sur laquelle elle ne puisse rencontrer que de bienveillants écueils, une critique, impartiale et *sérieuse* et surtout, de ne pas être attaquée par l'intolérance, ou travestie par la calomnie, quoiqu'un lâche anonyme, ait dès longtemps pris soin de m'aguerrir à ses coups.

Telles sont les uniques conditions de *viabilité* que je lui désire.

Puisse maintenant mon *Guide du baigneur* avoir assez de forces pour se guider lui-même, et se préserver, à lui seul, du naufrage et de la submersion pendant de longues années.

FIN.

VOCABULAIRE

DES

TERMES TECHNIQUES

EMPLOYÉS DANS CET OUVRAGE

ET

DES EXPRESSIONS PEU FAMILIÈRES

AUX GENS DU MONDE.

VOCABULAIRE

DES

TERMES TECHNIQUES

EMPLOYÉS DANS CET OUVRAGE

ET

DES EXPRESSIONS PEU FAMILIÈRES

AUX GENS DU MONDE.

A.

Abdominal — *e* — *adj*. Tout ce qui appartient à l'abdomen ou bas-ventre.

Absorption, *subs*. C'est l'action par laquelle certains corps, pompent et font entrer en eux, un fluide quelconque. C'est, en médecine, l'action de s'imbiber ; c'est l'introduction spontanée d'une substance dans une autre.

Abstersion, *subs.* Action de nettoyer, d'essuyer.

Actuel — e — adj. Voyez *Cautérisation*.

Acupuncture ou *Acuponcture*, *subs.* (l'Académie francise ce mot). Opération fort usitée chez les Chinois, les Japonais et les peuples des Indes. Elle consiste, à enfoncer plus ou moins profondément, dans une partie saine ou malade, et par des procédés spéciaux, une aiguille, généralement très fine, souple, flexible, et variable en longueur.

Affinité, *subs.* Disposition des substances à s'unir ensemble. On désigne généralement par ce mot la force en vertu de laquelle, des molécules de différente nature, se combinent, ou tendent à se combiner (voyez *Molécules*).

Aire (de vent), *subs.* L'espace marqué dans la boussole, pour chacun des trente-deux vents. — Le côté d'où vient le vent.

Albumineux — se — adj. Qui contient de l'*Albumine*. — Cette substance tient de la nature du blanc d'œuf, qui pourrait être, dans ce cas, donné comme type de comparaison ; elle se retrouve dans un nombre infini de matières végétales et animales.

Alcali volatil, *subs.* Employé comme synonyme d'*Ammoniaque liquide*. C'est une substance d'une odeur très forte, un excitant volatil fort puissant. — Il est impossible à l'homme, à l'état normal, d'en respirer la vapeur sans être pris d'éternuements, de larmoiement des yeux, et d'une toux convulsive, etc. —Respirée pendant trop longtemps, elle deviendrait mortelle. — On fait également usage de ce liquide comme caustique.

Alcoolique ou *Alcoholique, adj.* Qui tient de l'alcool, ou qui a été dissous dans l'alcool. On entend par ce mot : 1° L'esprit de vin — 2° Le produit de la fermentation spiritueuse, du vin, de la bière, du cidre, ou de toute autre liqueur spiritueuse. On donne le nom d'*alcooliques* aux liqueurs de table, telles que, l'eau-de-vie, les ratafiats, le noyau, le curaçao, etc.

Alexicacone, *subs.* Mot dérivé de deux mots grecs, et signifiant : qui repousse, qui chasse le mal.

Alèze ou *Alèse*, *subs.* Drap ou pièce de linge, faite généralement d'un seul *lé* de toile. Elle sert à garnir le lit des malades, pour le garantir de l'action des corps qui pourraient le mouiller ou le salir.

Algue, subs. Sorte d'herbe qui croît dans la mer ou dans les rivières, et qui est quelquefois rejetée sur les bords. Toutes ces plantes sont hygroscopiques (voyez ce mot). Aucune ne paraît vénéneuse. On en mange plusieurs espèces, du genre *Ulva*. Les nids d'hirondelles de mer, que les Chinois regardent comme un mets délicieux, sont bâtis avec des algues. Quelques unes fournissent une sorte de sucre cristallisable, d'autres du sel. Plusieurs ont des propriétés médicinales *anthelmintiques* (voyez ce mot).

Algologie, subs. Branche des sciences naturelles qui s'occupe de l'étude des *Algues*.

Alibile, adj. (Substance alibile). Qui est propre à nourrir.

Alliacé—e — adj. (Odeur alliacée). Qui tient de *l'ail.*

Alopécie, subs. Chute du poil ou des cheveux, dénudation de la peau ou du cuir chevelu. — Affection ainsi nommée, d'un mot grec qui signifie renard, parce que cet animal est, dit-on, sujet à cette maladie.

Alumino-sulfureux — se — adj. Qui contient de l'alumine et du soufre.

Amarre, subs. Cordage servant à attacher un vaisseau, ou tout autre corps, susceptible de flotter ou de couler à fond.

Amaurose, subs. Maladie qui consiste dans la diminution, ou la perte complète de la vue, sans altération appréciable dans l'organisation de l'œil. On lui donne encore le nom de *Goutte sereine*, et, à tort peut-être, de *Cataracte noire*.

Ambiant, adj. Qui entoure, qui enveloppe, qui environne.

Aménorrhée, subs. Suppression ou interruption du flux menstruel chez les femmes.

Amygdale, subs. Glandes au nombre de deux, une à droite, l'autre à gauche, de la forme et à peu près de la grosseur d'une amande, placées aux deux côtés de la gorge, de chaque côté de la luette, entre les piliers du voile du palais. Lorsqu'on ouvre fortement la bouche, en abaissant la base de la langue, on les aperçoit sur les parties latérales de l'isthme du gosier, là où la cavité de la bouche se rétrécit.

Anémie, subs. État particulier dans lequel la masse du sang paraît diminuée, et sa consistance altérée d'une manière notable. Cet état est l'opposé de la *Pléthore*, et offre de l'analogie avec la *Chlorose* (voyez ces mots)..

Anévrysme, subs. Tumeur causée par la dilatation, ou par la rupture d'une artère.

Anévrysmatique, adj. Qui est affecté d'anévrysme.

Anfractuosité, subs. Détour, inégalite, circuits, sillons, crevasses, fissures, enfoncements sinueux, plus ou moins profonds.

Angine, subs. Maladie inflammatoire de la gorge, nommée aussi *Esquinancie*. On appelait autrefois, et on pourrait appeler encore de cette dénomination, toute maladie dans laquelle il y a gène de la déglutition (action d'avaler), ou de la respiration, par une cause placée au dessus des poumons et de l'estomac

Anhélant — e — adj. (*Respiration anhélante*) — essouflée. — Courte haleine. État dans lequel la respiration est fréquente, courte, et les mouvements des parois de la poitrine très prononcés.

Annélides, subs. Classe d'animaux sans vertèbres.

Leur nom vient de ce que leur corps est *annelé*, c'est à dire, pourvu d'anneaux transversalement. Les sangsues appartiennent à cette classe.

Annexes, subs. Ce qui est uni à une chose principale. Ainsi, en anatomie, les membranes et autres parties dépendantes du cerveau, par exemple, sont dites, annexes du cerveau, celles qui dépendent de l'œil, où y sont unies, annexes de l'œil, etc., etc.

Anthelmintique, adj. Pris quelquefois comme *subs*., dérivé de deux mots grecs, et qui signifie, contre les vers, qui chasse ou tue les vers.

Antiseptique, adj. Pris quelquefois comme *subs*., dérivé de deux mots grecs. — Se dit des substances ou remèdes qui ont la propriété de conserver, de s'opposer à la putréfaction. *Vinaigre antiseptique* — qui jouit, ou est réputé jouir de cette vertu. On le désigne plus généralement dans le monde, sous le nom de vinaigre des *Quatre voleurs*, à cause de la manière dont sa recette est tombée dans le domaine public.

Anxieux — se, adj. Qui tourmente, gêne, inquiète. *Respiration anxieuse*. C'est celle dans laquelle l'acte respiratoire est gêné par suite d'un resserrement incommode de l'épigastre (voyez ce mot).

Aorte, *subs*. La plus volumineuse de toutes les artères (voyez ce mot) du corps. Elle nait directement du ventricule gauche du cœur, pour porter le sang dans tout le reste de l'économie. Elle perd son nom, à la partie inférieure de la colonne vertébrale, à laquelle elle est accolée. On la divise pendant son trajet, en aorte thoracique, et abdominale, selon qu'on l'examine dans l'une ou dans l'autre des cavités de la poitrine, ou du ventre. L'*Aorte abdominale*, se subdivise elle-même, en *Aorte abdominale* proprement dite, et en *Aorte lombaire*.

A priori, *adv*. D'avance, par anticipation, ou qui a rapport à ce qui précède; qui découle d'une proposition déjà admise.

Aphonie, *subs*. Impossibilité de produire des sons: — Extinction ou simplement diminution de la voix, causée par une maladie. — Elle ne doit pas être confondue avec la privation de la parole.

Apogée, *subs*. Le point, où un astre, une planète, sont le plus éloignés de la terre.—Se dit au figuré de la position la plus élevée, à laquelle on puisse arriver.

Aponévrose, *subs*. Expansion membraneuse qui recouvre les muscles, et sert à condenser leurs faisceaux.

Apoplectique, adj. Qui appartient à l'apoplexie, qui en revêt la forme — ou en éprouve les accidents.

Apoplexie, subs. On entend en général par ce mot, en médecine, une maladie causée par une congestion sanguine, ou une hémorrhagie (voyez ce mot) qui se fait dans un organe. — De tous les organes, le cerveau d'abord, et le poumon ensuite y sont les plus sujets. — L'apoplexie, quel que soit son siége, survient ordinairement d'une manière brusque, instantanée, et rend les organes qui en sont frappés, inaptes à remplir leurs fonctions.

Appendice, subs. Partie adhérente ou continue à un corps, auquel elle est comme ajoutée.

Apyrétique, adj. Qui est sans fièvre. — Qui n'est point accompagné de fièvre.

Aquarelle, subs. Dessin au lavis (voyez ce mot), dans lequel on emploie différentes couleurs à l'eau, ce qui forme une espèce de peinture sans empâtement, qui serait peut-être mieux nommée *Enluminure*.

Arbre aérien, subs. et adj. Ces deux mots sont souvent employés pour désigner l'ensemble des canaux qui servent à porter l'air dans le poumon. En effet, isolés des parties molles adjacentes, ces différents conduits, ressemblent assez bien, à un petit arbre muni de ses branches.

Artère, subs. On nomme artères, les vaisseaux du corps animal, qui portent le sang du cœur vers les extrémités. Leur ensemble constitue le *Système* (voyez ce mot) *artériel*; ou vasculaire (voyez ce mot) à sang rouge (voyez *Veine*).

Artériotomie, subs. — Est employé dans cet ouvrage, pour désigner la saignée qui se pratique en ouvrant une artère.

Arthritique, adj. Qui a rapport aux jointures, aux articulations. La goutte, le rhumatisme et les douleurs articulaires, sont des maladies et douleurs arthritiques.

Asthénie, subs. Manque de force, faiblesse générale.

Asthénique, adj. Sans force. — Qui appartient à l'asthénie.

Atonie, subs. Défaut de ton, faiblesse de tous les organes, et particulièrement des organes contractiles, et des solides du corps.

Attérage, subs. L'endroit où un vaisseau vient reconnaître la terre. — Le lieu où il vient aborder.

Autopsie, subs. Inspection de toutes les parties d'un cadavre, faite généralement dans le but de reconnaître les causes de la mort.

Azote, subs. Un des corps simples ou élémentaires, gazeux que l'on étudie en chimie. Il entre pour les quatre cinquièmes, à peu près, dans la composition de l'air atmosphérique (79 p. cent), et il se retrouve aussi en très grande quantité et à l'état de combinaison dans les substances animales, et dans un très grand nombre de substances végétales.

B.

Bâche, subs. Filet emmanché qu'on traine au fond de l'eau pour prendre du poisson.

Barre du flot, subs. C'est une sorte de *Remous*, ou *Contre-courant*, auquel les rivières qui se jettent dans la mer sont sujettes, pendant que la mer monte. Quelquefois, cette barre a une hauteur de un, deux mètres, et même plus, dans les grandes marées, et lorsque le vent souffle de la mer. — La barre du flot, phénomène fort curieux pour celui qui n'a pas l'habitude de le voir, est caractérisée par une grosse vague ou lame (voyez ce mot), qui remonte avec rapidité vers la source de la rivière, en s'enroulant avec bruit sur elle-même, et en poussant devant elle, les objets qui flottent à la surface de l'eau. — Si elle vient à rencontrer une digue, ou chaussée, elle se brise contre, s'arrête, et le flot commence à monter; sinon, elle va, en perdant graduellement de son intensité, et finit, après un temps plus ou moins long, à dégénérer en un simple contre-courant. — C'est dans les fleuves et rivières, la première vague du flot : elle est occasionnée par la nécessité de l'équilibre qui cherche à s'établir entre le niveau des eaux de ces dernières, et celles de la mer, augmentées par la marée.

Bi-diurne, adj. Qui a lieu deux fois par jour. — Deux fois en vingt-quatre heures.

Bouée, subs. *(de Sauvetage)*. Assemblage de morceaux de liége, fortement liés ensemble, qu'à bord des navires, on jette à la mer quand un homme y est tombé, pour l'aider à se soutenir sur l'eau, jusqu'au moment où l'on pourra aller à son secours. Dans ce dernier sens, on dit aussi une *Alogne*.

Bourrache et *Bourraque*, subs. Terme employé, dans certaines localités, par les pêcheurs, pour désigner une sorte de bâche (voyez ce mot) ou filet avec lequel on pêche la crevette. Il n'est pas reçu dans la langue française.

Bourse synoviale, *subs.* et *adj.* Sacs ou poches membraneuses, qui sécrètent un suc particulier appelé *Synovie*, et qui sert, dans le corps animal, à favoriser le glissement des surfaces mobiles juxta-posées. — Elles sont sujettes à une maladie particulière, connue sous le nom d'*Hydrarthrose*, ou hydropisie (voyez ces mots) des articulations, ou mieux de leur membrane synoviale.

Brachyptères, *subs.* On appelle ainsi les oiseaux à pieds palmés, qui ont les ailes très courtes. — L'étymologie grecque de ce mot signifie, *courtes-ailes*.

Brôme, *subs.* L'un des corps réputés simples, dont l'étude se fait en chimie.

Bronche, *subs.* Canaux ou conduits, en partie cartilagineux, qui distribuent l'air dans les poumons.

Bronchite, *subs.* Irritation de la membrane qui tapisse les bronches à leur intérieur. — C'est l'affection si commune, généralement connue dans le monde sous le nom de *Rhume de poitrine*.

Bronchotomie, subs. Opération de chirurgie, qui consiste à faire une ouverture artificielle au conduit aérien des poumons. Elle se pratique, soit pour extraire un corps étranger, soit pour faciliter le passage de l'air nécessaire à l'acte respiratoire, lorsqu'il est empêché par une obstruction quelconque.

Bruxelles. Sortes de petites pinces, dont se servent les empailleurs et les horlogers.

C.

Calamo. Voyez *Currente*, plus bas.

Californie, subs. Presqu'île qui tient à la terre ferme de l'Amérique.

Calorification, subs. Fonction qui a pour objet de produire et de développer de la chaleur, et qui dans les êtres organisés, les maintient à la température qui leur est propre.

Capillaire, adj. Fin, délié comme un cheveu. On entend par vaisseaux capillaires, réseau capillaire, système capillaire, les ramifications les plus petites et les plus déliées des veines et des artères.

Carbonique, adj. (*Acide carbonique*). Gaz résultant

de la combinaison de l'oxygène (voyez ce mot), et du carbone, qui sont aussi deux substances élémentaires, que l'on étudie en chimie.

Carène, subs. La partie de la coque d'un vaisseau, comprise depuis la quille, jusqu'au point qui se trouve à fleur d'eau.

Carotide, subs. (artère carotide). Nom donné à des artères qui portent le sang au cerveau. Elles sont situées de chaque côté du col.

Cartilagineux — se — adj. Qui appartient aux cartilages, qui en a la forme, la consistance, l'aspect ou la structure. — Les cartilages sont une des parties solides du corps des animaux, blanche, polie, uniforme, flexible et élastique, moins compacte qu'un os, mais plus dure qu'aucune autre partie.

Cathartique, adj. (Médicament cathartique). Remède purgatif, ayant une action plus vive, que les médicaments *Minoratifs* (voyez ce mot) et moins violente que ceux dits *Drastiques*, qui eux ont d'énergiques propriétés purgatives.

Cautère actuel, sub. et adj. L'instrument lui-même, rougi au feu, ou le corps en ignition dont on se sert pour brûler fortement, et même désorganiser les parties vivantes, sur lesquelles on les applique.

Cautérisation actuelle, *sub et adj*. C'est l'action d'appliquer le cautère actuel (voyez ce mot). On la distingue en cautérisation actuelle : — 1° *Inhérente*. Si l'on applique et laisse séjourner un temps plus ou moins long, le cautère sur la partie sur laquelle on veut agir. 2° *Transcurrente*, si on ne fait que l'y promener, par une manœuvre plus ou moins rapide, de manière à effleurer, pour ainsi dire, la surface de la partie. 3° *Objective*, lorsqu'on maintient le cautère à distance, de façon à n'agir sur la partie, que lentement et par gradation, et à n'obtenir ainsi qu'une rubéfaction intense et prolongée.

Centre sensitif, subs. et adj. Employés comme synonyme de cerveau, on dit aussi *Centre nerveux*.

Céphalalgie. subs. Mal de tête, douleur de tête, mot d'étymologie grecque. On la dit *Sus-orbitaire*, si elle a son siége au dessus des orbites ; *Frontale*, si c'est au front ; *Occipitale*, à la partie postérieure de la tête, etc.

Céramiées ou *Céramiaires, subs*. Nom donné par Bory-Saint-Vincent, à une famille de végétaux hydrophytes (voyez ce mot).

Chlore, *subs.* C'est un des corps simples, gazeux dont l'étude se fait en chimie. — Il se dissout facilement dans l'eau ; — il jouit de propriétés désinfectantes, et de celle d'anéantir, de détruire les couleurs, végétales surtout, avec lesquelles on le met en contact. — Il a de fréquentes applications en médecine et dans les arts.

Chlorhydrique, *adj.* Pris quelquefois comme *subs.* *Acide chlorhydrique.* C'est la dénomination nouvelle, de l'acide hydrochlorique (voyez ce mot:) Il est formé de *Chlore* et d'*Hydrogène* (voyez ces mots).

Chlorose, *subs.* Maladie vulgairement appelée encore *Pâles couleurs.* On peut la considérer comme généralement propre au sexe féminin, quoique pourtant, il ne soit pas rare de rencontrer dans l'autre sexe, chez certains adolescents surtout, une affection, qui, quoi qu'en disent beaucoup d'auteurs, a la plus grande analogie avec elle, si même elle ne lui est pas presque identique, en faisant, toutefois, la part de la différence d'organisation. Ces deux affections, dissemblables ou non, cèdent du reste à un traitement pareil.

Chlorure de Sodium, *subs.* Sel composé de *Chlore* et de *Sodium.* On l'appelle encore *Hydrochlorate de Soude.* — C'est le sel commun, le sel employé ordinairement pour les usages domestiques.

Chorée, *sub.* Maladie nerveuse appelée encore danse de *Saint-Witt,* ou de *Saint-Guy.* — Elle est caractérisée par une série de mouvements, de grimaces et de contorsions involontaires, qui se succèdent plus ou moins rapidement, soit que le sujet se livre au repos, soit qu'il exécute quelques actes volontaires de motilité. — Elle peut être générale ou partielle, et bornée à certains organes seulement.

Clapotis, subs. Nom donné au mouvement de l'eau qui se passe à la surface de la mer, lorsqu'elle s'élève par petites lames (voyez ce mot), courtes et serrées les unes contre les autres, de telle sorte qu'elles se succèdent rapidement, en venant de plusieurs côtés.

Coarctation, subs. Resserrement, rétrécissement ; elle peut être le résultat d'un spasme passager, et est dite alors spasmodique (voyez ce mot), ou dépendre d'une affection chronique de la partie où elle a lieu.

Comateux — *se* — *adj.* Qui concerne le *Coma,* qui y est analogue. Le *Coma,* est un sommeil maladif, très profond, d'où il est très difficile de tirer les malades.

Concentré — *e* — *adj.* Ce mot, appliqué aux préparations chimiques, est synonyme, d'extrêmement fort. Exemple : Acide concentré, dissolution, infusion concentrées, c'est à dire extrêmement fortes et chargées des principes actifs.

Concomitance, *adj*. Accompagnement, union, simultanéité d'une chose accessoire, avec la principale.

Conjonctive, *subs*. Membrane muqueuse (voyez ce mot), ainsi appelée parce qu'elle unit le globe de l'œil aux paupières. — La partie qui recouvre ces dernières, est dite *palpébrale*, pour la distinguer de celle qui, appliquée sur le globe de l'œil même, est appelée pour cette raison *oculaire*.

Cornification, *subs*. Action de cornifier, de convertir certains tissus de l'économie (voyez ce mot) à l'aspect, et à la consistance de la corne.

Corolle, *subs*. Terme de botanique, qui signifie *Petite couronne*. C'est la partie de la fleur, qui sert d'enveloppe aux organes sexuels, et qui souvent est décorée de couleurs vives et brillantes.

Courlis ou *Courlieu*, *subs*. Genre d'oiseaux de mer, de l'ordre des *Échassiers*. Ils sont fort communs sur toutes les côtes de France.

Coxo-fémoral — *e* — *adj*. Qui appartient à l'os

Coxal (os de la hanche) et au *Fémur* (os de la cuisse). L'articulation coxo-fémorale, est l'articulation de la hanche.

Crabe, subs. Groupe d'animaux invertébrés, dont le corps et les dix pattes sont recouverts d'une croûte calcaire dure, et articulée, et qui se régénère à une certaine époque de l'année. Ils rentrent dans la classe des *Crustacés* (voyez ce mot). La chair de plusieurs espèces, est délicate à manger.

Crustacés, subs. Qui sont recouverts d'une croûte. Ex. : le Crabe, l'Ecrevisse, etc.

Cryptogame, adj. Se dit en botanique des plantes, dont la reproduction est cachée ou peu connue, ou dont l'on ne voit point nettement les organes sexuels.

Currente-calamo. Mots latins, pris adverbialement en français — à plume courante — se disent d'une œuvre écrite en quelque sorte d'un seul jet, sans s'arrêter.

Cutané — e — adj. Qui appartient à la peau. Ex. : *Système* (voyez ce mot) *cutané*, tout ce qui se rapporte à la peau. *Maladie, affection cutanée*, maladie de peau.

D.

Décanter, verbe. Transvaser doucement une liqueur, au fond de laquelle il s'est fait un dépôt.

Décortication, subs. Action d'enlever l'écorce, la partie, ou couche adhérente et solide qui recouvre ou encroûte une substance.

Déferlement, subs. Action de déferler (voyez ce mot). Terme usité seulement en marine.

Déferler, verbe. Terme de marine. Entre autres acceptions, relatives aux manœuvres des voiles, il se dit aussi de la vague, qui vient à se déployer, à s'abattre sur le pont d'un navire, sur la plage.

Densité, subs. On donne ce nom, à la quantité de matière que contient un corps sous un volume donné. Un corps a d'autant plus de densité, que son poids est plus considérable, et son volume plus petit. La densité est en raison directe de la masse, et en raison inverse du volume.

Dermatologique, adj. Qui a rapport aux descriptions de la peau, qu'on la considère à son état sain, ou malade. Le cadre dermatologique, est celui dans lequel sont classées les maladies de la peau.

Derme, subs. Est, d'après la nomenclature anatomique, une des parties constituantes de la peau. On s'en sert souvent pour désigner la peau en général, abstraction faite de ses parties élémentaires. — C'est dans ce sens que je l'ai quelquefois employé dans cet ouvrage.

Desquammation, subs. Action par laquelle l'épiderme se sépare, sous forme d'écailles plus ou moins grandes, des parties qu'elle recouvre. — Ce phénomène a lieu surtout, à la suite, ou dans le cours de certaines affections cutanées (voyez ce mot).

Diatomées, subs. Terme de botanique. Nom donné à une famille des végétaux hydrophytes (voyez ce mot).

Diffusible, adj. Epithète donnée aux médicaments volatils. — Une odeur diffusible est celle qui se volatilise, et se répand au loin, avec facilité.

Diurétique, adj. Qui a la propriété de favoriser la sécrétion (voyez ce mot) de l'urine.

Doloire, subs. Bandage ou bande en doloire. — C'est

un bandage roulé dans lequel les circonvolutions, ou tours de bande, vont en biaisant, de manière à ce que chaque tour recouvre environ les deux tiers de celui qui est au dessus, ou au dessous. Il serait mieux de dire avec M. le professeur Gerdy : Bandage spiral, ou Bande en spirales.

Dure-mère, subs. On nomme ainsi la plus extérieure, et en même temps la plus résistante des trois membranes, qui au dessous du crâne, renferment immédiatement le cerveau.

Dynamique, subs. Il est souvent pris aussi comme adjectif : c'est la science des forces et des puissances qui meuvent ou régissent les corps, ou leurs fonctions.

Dysménorrhée, subs. Difficulté dans l'écoulement du flux menstruel chez les femmes, sans que celui-ci soit néanmoins aboli, mais seulement enrayé.

Dyspnée, subs. Respiration difficile. —Difficulté de respirer.

E.

Ebbe, subs. Terme de marine emprunté à l'anglais, et signifiant *reflux confirmé de la mer; mer basse.*

Echassiers, subs. Ordre d'oiseaux de mer, et de rivage, ainsi nommés, parce qu'ils sont montés très haut sur jambes, et comme sur des échasses.

Economie, subs. Dans le sens où nous l'avons employé, signifie l'harmonie dans les différentes parties d'un tout. — *Economie animale,* l'ensemble des parties qui constituent les animaux, l'homme, etc., et des lois qui les régissent.

Edulcorer, verbe. Adoucir, rendre doux. — S'entend en général en médecine, du résultat que l'on obtient en ajoutant du sucre, du miel, du sirop, etc., à un médicament ou à une substance d'une saveur âpre, acide ou amère.

Effervescence, subs. Bouillonnement qui s'excite dans une liqueur, par l'action d'un acide, ou de la chaleur développée par une action chimique. — Dans certains cas, il peut être employé comme synonyme de fermentation.

Electro-puncture, subs. Opération qui consiste à introduire une aiguille dans les chairs, puis à l'*électriser* graduellement, par des procédés spéciaux, pour faire pénétrer l'électricité dans la partie malade.

Emétique, subs. Médicament désigné en chimie, sous le nom de *Tartrate de Potasse et d'Antimoine* et dont la propriété est de faire vomir. — On prend aussi ce mot comme adjectif, et on l'ajoute comme épithète à toute substance ou à tout médicament capable de déterminer le vomissement. Ex. : Vin, Poudre émétique, etc.

Emonctoire ou *Emunctoire, subs.* ou *adj.* (voie emonctoire). Conduit, organe destiné à pousser, à rejeter au dehors, les matières superflues, et qui doivent être excrétées (voyez *Excrétion*).

Empeigne, subs. Le dessus et les côtés d'un soulier.

Emphysème, subs. Maladie qui fait enfler le corps, ou quelques unes de ses parties. — Tumeur formée d'air, boursouflure.

Encéphale, subs. Qui est placé dans la tête. On entend par là le cerveau proprement dit, et collectivement le cervelet. — On dit encore la masse encéphalique, c'est à dire qui est contenue dans la tête.

Endémique, adj. Qui est particulier à un peuple, à une nation, à une localité. Ce mot se dit des fièvres, des maladies qui règnent dans un lieu, soit continuellement, soit par intervalles.

Endosmose, subs. Nom donné par M. Dutrochet, à une propriété des tissus organiques, ou au phénomène qui en résulte, et qui consiste dans la filtration active des liquides, à travers les membranes des corps organisés, de l'extérieur à l'intérieur des cavités.

Le même physiologiste a donné le nom d'*Exosmose* au phénomène exercé dans le sens opposé.

Entéralgique, adj. Qui se rapporte, se rattache à l'*Entéralgie*. — Ce dernier mot, dérivé du grec, signifie douleur intestinale. — On le prend le plus souvent dans le sens de douleur nerveuse de cette partie.

Epiderme, subs. La première peau, et la plus mince, de l'homme et des animaux. On l'appelle aussi *Surpeau* ou *Cuticule*. Il semble, et il est, bien probablement, formé d'un nombre infini de petites écailles placées les unes au dessus des autres.

Epidermoïque ou *Epidermique, adj.* Qui se rapporte, qui ressemble à l'épiderme.

Epigastre, subs. On nomme ainsi la partie moyenne

et supérieure de la cavité abdominale (voyez ce mot). On entend le plus souvent par là, le creux de l'estomac.

Epigastrique, adj. Qui appartient à l'Epigastre.

Epiglotte, subs. Petite soupape de nature fibro-cartilagineuse, et en forme de feuille de lierre, qui recouvre l'ouverture appelée *Glotte* (voyez ce mot).

Epiphénomène, subs. On désigne sous ce nom, en médecine, toute espèce de symptôme accidentel qui se montre pendant le cours d'une affection quelconque, et qui n'est pas aussi intimement lié à l'existence de la maladie, que les symptômes proprement dits.

Epistaxis, subs. Hémorrhagie de la membrane pituitaire, celle qui tapisse les fosses nasales. Vulgairement : *Saignement* de nez.

Eréthysme, subs. Irritation, ou tension violente des fibres d'un organe.

Erosion, subs. Destruction graduée d'une partie, par une substance corrosive, ou un corps dur étranger, ou même survenant sans agent appréciable.

Erythème, subs. Rougeur inflammatoire d'une partie.

Etale, *adj.* Terme de marine. On dit que la mer est étale, lorsqu'elle ne hausse ni ne baisse.

Etendu — *e* — *adj.* Ce mot, appliqué aux préparations chimiques, est synonyme d'extrêmement faible, peu chargé des principes actifs. — C'est l'opposé de *Concentré* (voyez ce mot).

Etiolé — *e* — *adj.* Sujet *étiolé*, Plante *étiolée*. C'est l'altération qu'éprouvent certains corps organisés, par suite de la privation du contact de la lumière, ou d'un air suffisamment vivifiant. Il ne se dit guère qu'au figuré, et par extension, en parlant des animaux.

Exanthème, *subs.* On comprend sous le nom générique d'*Exanthème*, toutes les espèces d'éruption, dont la peau peut être le siége.

Excoriation, *subs.* Ecorchure, plaie légère qui n'intéresse que la peau.

Excrétion, *subs.* Action par laquelle la nature porte au dehors, les matières qui sont à charge ou nuisibles à l'économie (voyez ce mot).

Exhalation, *subs.* Fonction en vertu de laquelle, certains fluides extraits du sang, sont répandus sous la forme de vapeurs, ou de rosée, à la surface des membranes, ou dans l'intérieur des tissus organiques, soit pour être rejetés au dehors, soit pour servir à certains usages.

Exondation. Action de se retirer des eaux, du point qu'elles avaient envahi. Je ne crois pas ce mot français, mais il devrait l'être, du moment où l'on dit *Inondation*, dont il est l'opposé, l'antiphrase.

Exondé—e—adj. Qui a subi, éprouvé l'exondation (voyez ce mot).

F.

Falaise, subs. Terre ou rocher escarpé le long de la mer, et contre lequel elle vient se briser à de certains moments.

Fémoral — e — adj. Qui appartient au fémur, à la cuisse (voyez *Coxo-fémorale*, ARTICULATION).

Fémur, subs. Os de la cuisse, chez les animaux.

Fibreux — se — adj. Qui ressemble, qui appartient à des fibres. On nomme fibre, des filaments organiques plus ou moins solides, plus ou moins déliés, de nature diverse, blancs et forts, et qui entrent dans la composition des parties membraneuses et charnues du corps de l'animal. Le tissu fibreux peut se combiner avec presque tous les autres tissus de l'économie (voyez ce mot).

Fibro-musculaire, *adj.* Qui tient à la fois du tissu fibreux et du tissu musculaire (voyez *Muscles*).

Flaque, *subs.* Espèce de petite mare, où il y a presque toujours de l'eau.

Floridées, *subs.* Nom donné à une des grandes familles des végétaux hydrophytes.

Follicules, *subs.* Petits corps arrondis, ou ovalaires, creux, situés dans l'épaisseur de la peau, ou des membranes muqueuses (voyez ce mot) et versant habituellement à leur surface, des liquides de diverse nature qu'ils sécrètent, et qui s'échappent de leur cavité par une ouverture étroite, ou un petit conduit excrétoire (chargé de les porter au dehors).

Fomentation, subs. Remède que l'on applique extérieurement sur une partie malade, dans le but particulièrement de la réchauffer. Les fomentations peuvent être sèches ou humides.

Frottoir, *subs.* Instrument dont on se sert pour

frotter.— Le *Frottoir de laine*, est une pièce ou morceau d'un tissu en laine, plié en plusieurs doubles, légèrement fixés les uns aux autres, dont on se sert pour faire des frictions à la peau. — Les Orientaux, nos maîtres assurément dans l'art d'administrer les bains médicinaux, se servent pour cet usage d'une espèce de gant en camelot, sorte de mouffle, ou gant sans doigts. Il y en a de plusieurs degrés de rudesse, et l'esclave chargé de pratiquer la friction, en change cinq à six fois, pendant la durée du même bain. Je tiens ces détails d'un ancien ambassadeur à Constantinople, auquel j'ai eu occasion de donner des soins.

Fucacées, et Fucoïdées, subs. Nom donné à une des grandes familles des végétaux hydrophytes, par *Lamouroux*, ancien professeur à la Faculté des Sciences de Caen.

Fucus, subs. Genre de plantes cryptogames (voyez ce mot) qui croissent sur les bords et au fond de la mer. Généralement, ils sont membraneux, coriaces, et portent sur leurs feuilles des vésicules qu'on regarde comme les fleurs de la plante. Plusieurs ont des propriétés médicinales. — On leur donne aussi le nom de *Varecs*.

G.

Galvanique, adj. *Appareil galvanique.* Est aussi appelé *Pile de Volta.* — La pile de Volta est une sorte d'appareil électrique formé d'une série de disques de cuivre, de dimension variable, mais identique pour chaque pièce du même appareil. Sur chacun d'eux repose une série de disques de zinc, de même dimension.

Chacune de ces paires de disques, appelées encore *Couples*, est séparée de la suivante par un disque de dimension égale aux premiers, et fait en carton, ou en drap imbibé d'eau, ou, ce qui vaut mieux, d'une dissolution saline.

L'électricité qui se dégage par ce contact, est conduite au moyen de fils métalliques, dits conducteurs de la pile. C'est de cet appareil, sur la description duquel nous ne pouvons nous étendre plus largement ici, qu'on se sert en général, lorsqu'on veut appliquer l'électricité comme agent thérapeutique.

Ganglion, subs. On appelle ainsi en anatomie, des organes souvent très différents les uns des autres, sous le rapport de leur grosseur, de leur texture, de leurs fonctions, etc. Ce nom est donné à certaines petites glandes, ou à certaines parties qui en remplissent l'office. Ainsi, on appelle ganglions *sous-maxillaires, ganglions axillaires*, les glandes que l'on rencontre sous la mâchoire, dans le creux de l'aisselle, etc.

On donne encore le nom de *Ganglions*, aux renflements ou nœuds que l'on trouve sur le trajet des nerfs, et aux nodosités que ceux-ci forment par leur rencontre et leur réunion. — Ces ganglions appartiennent surtout au système (voyez ce mot) du nerf *Trisplanchnique* (voyez ce mot).

On les considère en physiologie (voyez ce mot) comme faisant l'office d'autant de petits cerveaux qui distribuent le sentiment et l'action nerveuse ; seulement, ils diffèrent du cerveau proprement dit, en ce qu'ils agissent constamment, et indépendamment de la volonté.

Gangue, subs. Roche à laquelle un métal minéral est attaché dans le sein de la terre.

Gastralgie, subs. Douleur d'estomac. — On emploie le plus souvent ce mot, pour désigner une douleur de nature nerveuse ou rhumatismale, ayant son siège dans cet organe.

Gastro-entérite, *subs.* Maladie inflammatoire de l'estomac et des intestins.

Gélatine, *subs.* Substance que l'on obtient sous forme de *gelée* par l'action de l'eau bouillante, sur les parties molles et solides des animaux, en laissant refroidir la solution. La colle forte est de la gélatine impure.

Géologie, *subs.* Partie de l'histoire naturelle qui a pour objet la connaissance et la description de toutes les parties solides qui composent le globe terrestre, leur formation, leur position, etc.

Géologiste, *subs.* Qui s'occupe de Géologie.

Gisement, *subs.* Lieu où se trouve une substance minérale.

Glauque, *adj.* Vert blanchâtre, tirant un peu sur le gris. C'est une couleur *douteuse*, peu agréable à l'œil.

Glotte, *subs.* Ouverture ou petite fente oblongue, qui se trouve à la partie supérieure du larynx (voyez ce mot), par laquelle l'air que nous respirons descend et remonte, et près de l'orifice de laquelle, sont situés les organes qui servent à former la voix.

Goëland, *subs.* Oiseau de mer. — Nom générique sous lequel on comprend toutes les grandes mouettes (voyez ce mot).

Gouache, *subs.* Genre de dessin, ou mieux de peinture, dont les couleurs sont détrempées avec de l'eau et de la gomme.

Grèbe, *subs.* Oiseau aquatique et plongeur de la famille des Brachyptères (voyez ce mot).

H.

Hématose, *subs.* C'est un des phénomènes de l'acte de la respiration, par suite duquel, le chyle (partie propre à former le sang, extraite, des aliments, par des vaisseaux particuliers) est transformé en sang, et le sang noir en sang rouge, par suite de son contact avec l'oxigène (voyez ce mot).

Hémistiche, *subs.* La moitié d'un vers.

Hémoptysie, *subs.* Crachement de sang. — On donne ce nom à toute hémorragie qui a lieu par la membrane muqueuse des bronches, de la trachée artère, ou du larynx (voyez ces mots).

Hémorragie, *subs.* On donne ce nom à toute espèce

d'écoulement de sang, hors des vaisseaux destinés à le contenir. Il peut avoir lieu avec ou sans rupture de leurs parois.

Herbier, subs. On donne ce nom à toute collection de plantes sèches, conservées entre des feuilles de papier, de manière à pouvoir être consultées au besoin, et dans toutes les saisons indistinctement.

Hernie, subs. On appelle ainsi, toute tumeur résultant du déplacement partiel ou total, ou de la sortie, à travers une ouverture naturelle ou accidentelle, d'une partie molle, ou de tout organe contenu, hors des cavités qui doivent les renfermer à l'état normal.

Les plus fréquentes de toutes sont les hernies abdominales (voyez ce mot.)

Hiatus, subs. Fénte, ouverture, petite cavité.

Horripilation, subs. Saillie du bulbe des poils; hérissement de ces mêmes parties, accompagné d'une sensation particulière de refroidissement général.

Houle, subs. Vagues longues et hautes, que la mer agitée pousse les unes contre les autres, avant, et surtout après une tempête.

Houleux — se — adj. Se dit de la mer agitée par la houle.

Hyalin — e — adj. Qui a une transparence vitreuse.

Hydrochlorate, subs. Sel formé par la combinaison de l'acide hydrochlorique, ou chlorhydrique (voyez ces mots), suivant la nomenclature moderne, avec une base salifiable (qui peut être facilement convertie en sel). Ainsi, les hydrochlorates de soude, de magnésie, de potasse, etc. (voyez ces mots) sont des sels, se rapportant à cette catégorie, et dans lesquels ces substances servent de base.

Hydrochlorique, adj. Acide hydrochlorique, —Acide formé de parties égales en volume, de chlore, et d'hydrogène (voyez ces mots). On l'appelle encore Chlorhydrique (voyez ce mot).

Hydrogène, subs. C'est un des corps simples gazeux, dont l'étude se fait en chimie. — On l'appelle aussi Gaz inflammable; c'est celui qui sert à l'éclairage. Combiné avec l'oxigène (voyez ce mot), dans de certaines proportions, il forme l'eau; aussi porte-t-il encore le nom, ainsi que le lui conserve son étymologie grecque, de principe générateur de l'eau.

Hydrographie, subs. Science qui a pour objet l'étude, la description, et pour but la connaissance des eaux et des mers.

Hydrométrique, adj. Qui appartient à l'hydrométrie. — L'hydrométrie est la science qui apprend à mesurer la force, la pesanteur, le niveau, etc., des eaux. — L'échelle hydrométrique, est une ligne graduée, placée dans les ports de mer, et dans quelques rivières, pour mesurer exactement les diverses hauteurs relatives, auxquelles, à de certains temps, s'élève le niveau des eaux. — Il en existe de ce genre au Pont-Royal, à Paris.

Hydrophyte, subs. Nom donné, à un ordre nombreux de plantes. Elles sont purement aquatiques, et appartiennent aux cryptogames (voyez ce mot).

Hydropisie, subs. Accumulation morbide (par suite de maladie) d'eau, de sérosité, dans des cavités naturelles ou accidentelles.

Hygiène, subs. Partie de la médecine qui a pour objet la conservation de la santé.

Hygiénique, adj. Qui se rapporte à l'hygiène.

Hygrométrique, adj. Qui a rapport à l'hygrométrie.

Il se dit des matières ou substances susceptibles d'absorber l'humidité répandue dans l'atmosphère, et d'en éprouver une modification.

Hygroscopique, *adj*. Même signification, qu'hygrométrique (voyez ce mot).

Hyperesthésie, *subs*. Excès de sensibilité.

Hypertrophie, *subs*. État d'une partie du corps, dans laquelle la nutrition se fait avec trop d'activité, et qui, par cette raison, peut acquérir, ou a acquis un volume considérable.

Hypochondrie, *subs*. C'est une maladie caractérisée par la susceptibilité extrême du système nerveux, la morosité du caractère, et accompagnée, le plus souvent, de divers troubles dans les fonctions digestives. — Celui qui est atteint de cette affection, est généralement porté à s'en exagérer les résultats, et en proie à un fond de tristesse, dont rien ne peut le divertir.

I.

Ictère, *subs*. Nom donné à une maladie dont le principal phénomène, est la coloration des téguments (voyez ce mot) en jaune. On l'appelle encore *Jaunisse*.

Icthyophage, adj. Mot dérivé du grec, et signifiant, qui se nourrit de poisson. — On l'a donné à certaines peuplades sauvages qui font de cette substance, leur nourriture exclusive.

Idiosyncrasie, ou *Idiosyncrase, subs.* Tempérament exclusivement propre à un individu, et qui donne lieu, chez lui, dans des cas identiques, à des phénomènes différents de ceux qui s'observent chez la plupart des autres hommes, dans des circonstances semblables.

Inappétence, subs. Manque, défaut d'appétit.

Inhérente, adj. Voyez *Cautérisation.*

Insipide, adj. Épithète donnée aux corps qui n'ont aucune saveur.

Insolation, subs. Exposition d'un malade aux rayons du soleil, dans l'intention de ranimer chez lui les forces languissantes de la vie, ou de produire une excitation sur la peau.

Inter-digital — e — *adj.* qui est placé entre les doigts.

Interticiel — le — *adj.* Absorption (voyez ce mot) intersticielle. — *Hunter* donne ce nom à celle qui préside à la décomposition et à la recomposition des organes. Elle s'exerce sur les molécules (voyez ce mot) qui, dans le travail de la nutrition (voyez ce mot) abandonnent les organes, et cèdent leur place à celles qui viennent les remplacer. — On pourrait la nommer *nutritive.*

Intumescence, subs. Action par laquelle, une chose s'enfle, se gonfle. — Intumescence de la mer. — L'action, le fait de monter ou d'être haute de la mer.

Iode, subs. Un des corps simples dont l'étude se fait en chimie. — On lui a donné ce nom d'étymologie grecque (qui ressemble à la violette), parce qu'il fournit une vapeur violette magnifique, lorsqu'on le volatilise. Il entre dans la composition de certains varecs ; c'est de là qu'on l'extrait.

Irritation, subs. État d'une partie qui est irritée. — Il peut arriver qu'une partie soit dans toutes les conditions voulues, pour être frappée d'irritation, sans que pourtant cet état se traduise encore par aucun symptôme apparent, et n'attende que la cause, souvent la plus légère pour faire explosion. C'est ce qu'on appelle *irritation latente.*

J.

Jugulaire, *adj*. Veines jugulaires. Elles sont au nombre de quatre, placées, deux de chaque côté, sur les parties latérales du col. Deux sont profondes, et sont appelées jugulaires *internes;* les deux autres dites, jugulaires *externes*, sont superficielles, et ne sont recouvertes que par la peau, et par un muscle fort mince. C'est sur ces dernières que l'on peut pratiquer la saignée, dite de la jugulaire.

Les fonctions de ces veines sont de rapporter directement, le sang de la tête, vers le cœur.

Jusant, *subs*. Reflux de la mer, son état pendant qu'elle descend.

L.

Lame, *subs*. Les vagues d'une mer agitée (voyez *Houle*).

Laminariées, ou *Laminaires*, *subs*. Espèces de varecs à racine fibreuse. Ils ont donné le nom à cette famille des hydrophytes (voyez ce mot).

Large, *adj*. En terme de marine, on entend par

là, la pleine mer, la haute mer, la partie opposée au littoral, et qui tend de plus en plus à s'en éloigner. — Le vent *du large* est celui qui souffle de la pleine mer vers la terre.

Larguer, *verbe*. Terme de marine. — Démarrer ce qui est amarré (voyez ce mot). Dénouer ou couper les amarres ou cordages qui retiennent un vaisseau en place.

Laryngotomie. Opération chirurgicale, analogue à la Bronchotomie (voyez ce mot), et qui n'en diffère que par le point sur lequel elle est pratiquée.

Larynx, *subs*. Partie supérieure de la trachée-artère (voyez ce mot). — Il est placé sur la ligne médiane du corps, à la partie supérieure et antérieure du cou. C'est l'organe de la voix.

Lavis, *subs*. Manière de laver un dessin, de peindre avec de l'encre de Chine, ou des couleurs délayées dans de l'eau.

Lenticulaire, *adj*. Ganglion (voyez ce mot) lenticulaire. — C'est un des ganglions du nerf trisplanchnique, situé au côté externe du principal nerf de l'œil, à son entrée dans l'orbite. — De là il envoie des petits faisceaux de nerfs, aux parties les plus essentielles et les plus sensibles de l'organe de la vision.

Lentille, subs. En Dioptrique (branche des phénomènes relatifs à la lumière, que l'on étudie en physique), on appelle ainsi un verre épais dans son milieu et tranchant sur ses bords. — La lentille convergente, est convexe des deux côtés, et sert, à réunir en un seul faisceau, un certain nombre de rayons lumineux, pour concentrer leur action sur un même point.

Leucophlegmatie, subs. Espèce d'hydropisie (voyez ce mot) par infiltration, qui occasionne aux parties qui en sont le siége, une pâleur mate particulière. Elle peut être générale, ou partielle.

Locomoteur — trice — adj. Qui sert à la locomotion (voyez ce mot), au mouvement, au changement de place ou de position. Le système (voyez ce mot) locomoteur, est celui qui est affecté à cette fonction.

Locomotion, subs. Action, faculté de se mouvoir. Fonction à l'aide de laquelle un être animé déplace son corps, et le transporte d'un lieu à un autre, soit à l'aide de la marche, de la course ou du saut, soit par le moyen du vol ou de la natation.

Lombaire, adj. Qui appartient aux lombes. — On donne le nom de lombes à la partie inférieure du dos. — On dit aussi les *reins*.

Lombago, subs. Douleur, rhumatisme, dans la région des lombes. — Mal de reins.

Lotion, subs. Action de laver. — Ablution.

Lymphatique, adj. Qui appartient à la lymphe (voyez ce mot). — Vaisseaux — système lymphatique, — qui ont rapport à la lymphe.

Lymphe, subs. C'est une humeur aqueuse, limpide, un peu visqueuse, qui, dans le corps humain, sert à différents usages, dans l'analyse desquels il ne nous est pas possible d'entrer ici.

M.

Magnésie, subs. Substance terreuse, très douce, très fine, très blanche, dont l'étude ressort du domaine de la chimie. Elle se combine fort bien avec divers acides, pour former des sels qui sont dits à base de magnésie. — Ces sels jouissent, en général, de propriétés purgatives, et sont journellement employés en médecine. La magnésie ne se trouve jamais pure dans la nature, et on ne la rencontre qu'à différents états de combinaison. — Séparée de ces principes, on l'administre : 1° comme contre-poison des acides; 2° pour neutraliser ceux qui se développent souvent dans l'estomac; 3° enfin, à dose plus élevée, comme purgatif.

Mal de Pott, subs. Dénomination donnée depuis la seconde moitié du siècle dernier, à l'ensemble des symptômes occasionnés par la carie scrofuleuse de la colonne vertébrale, à cause du nom de Pott (Percival), chirurgien anglais, qui a publié à cette époque une fort bonne description de cette maladie.

Maldives, subs. Amas d'îles, suituées dans l'Océan Indien.

Manuluve, subs. Bain partiel pour les mains.

Maxillaire, adj. Qui appartient à la machoire (voyez *Ganglion*).

Méandre, subs. Sinuosités d'un ruisseau, d'une rivière.

Méat-auditif, subs. et adj. On se sert du mot *Méat* comme synonyme de conduit ou canal. Le méat-auditif, est le canal de l'oreille, qui ramasse les sons, et les conduit aux organes chargés de les percevoir.

Milieu, subs. En physique et en mécanique, on donne ce nom à tous les corps liquides, solides ou gazeux qui environnent d'autres corps, et à l'espace matériel dans lequel un corps est placé, qu'il s'y meuve ou non. Ainsi, l'air est le milieu dans lequel nous vivons, l'eau est, pendant le bain, le milieu qui nous entoure et à travers lequel nous passons.

Minoratif — ve — adj. On donne cette épithète aux médicaments qui purgent doucement.

Mistral, on dit encore *Maëstral, subs.* Vent violent de mer en Provence. Il y règne à certaines époques à peu près fixes de l'année.

Molécule, subs. Petite partie d'un corps. La masse d'un corps n'est autre chose qu'un ensemble, qu'une agglomération de molécules, disposées suivant les lois de l'affinité (voyez ce mot).

Mollusque, subs. et *adj.* Classe d'animaux marins, non vertébrés et à corps non articulé. — Ils ont des vaisseaux, une moelle nerveuse, et des organes propres à la circulation, et à la respiration.

Morbifique, adj. Qui cause, qui engendre la maladie.

Mordicant—e—adj. Acre, corrosif. — *Au figuré :* qui sert ou qui aime à railler, à critiquer.

Motilité, subs. Faculté de se mouvoir. — Il s'applique aussi à la puissance motrice.

Mouette, subs. Sorte d'oiseau aquatique, de l'ordre des palmipèdes (voyez ce mot). — On en trouve sur toutes les côtes de France, des espèces, et variétés assez nombreuses. — On emploie fort souvent, dans le langage familier, ce mot, d'une manière générique, pour désigner plusieurs espèces, différentes pourtant, de *petit* gibier de mer.

Mousse, *adj.* Emoussé, non pointu. — Un instrument mousse ; qui ne pique pas.

Moxa, subs. Mot chinois adopté dans les langues de l'Europe, pour désigner un cylindre de coton, ou autres matières auxquelles on met le feu, et que, dans certaines circonstances, ou certaines maladies, on applique comme remède, pour cautériser la peau.

Ce mot est, proprement, le nom d'une espèce de mousse indienne que les Anglais, pour se guérir de la goutte, brûlent sur la partie malade.

Mucilage, subs. Matière épaisse, visqueuse, onctueuse, gluante, que l'on retrouve dans toutes les plantes grasses surtout, et dans presque tous les végétaux.

Muqueux — se — adj. Membrane muqueuse.—Nom donné à une membrane qui tapisse la plupart des cavités du corps humain, et qui a la propriété de sécréter une matière mucilagineuse, qui a reçu le nom de *Mucus.* C'est de là qu'elle a tiré son nom.

Muscle, subs. On donne ce nom à toutes les parties du corps des animaux, qui constituent la *chair* à proprement parler. La chair n'est elle-même que le résultat de la combinaison d'une multitude d'éléments divers.

Musculaire, adj. Qui appartient aux muscles (voyez ce mot).

Myosyte et *Myosytie, subs.* C'est l'inflammation d'un muscle.—On donne aussi par extension ce nom à l'irritation douloureuse de ces organes, et à la douleur simple qui peut s'y développer.—On devrait dire dans ce cas *Myosalgie.*

N.

Narcotique, subs. et adj. Qui assoupit, qui endort.

— On dit un médicament narcotique, ou simplement un narcotique.

Nasse, *subs.* Espèce d'instrument en osier, ou de filet en forme de bourse, qui sert à prendre du poisson.

Nécropsie, *subs.* Même signification qu'*Autopsie* (voyez ce mot).

Nécrose, *subs.* On appelle ainsi la mort de la totalité ou d'une partie plus ou moins étendue d'un os. — La nécrose est aux os, ce que la gangrène est aux parties molles.

Neptunien — *ne* — *adj.* Qui appartient à Neptune, Dieu des eaux. — Nom donné en géologie (voyez ce mot), aux terrains stratifiés, c'est à dire formés couches par couches, et produits, uniquement, par la voie humide, c'est à dire par le retrait successif des eaux.

Névralgie, *subs.* Douleur nerveuse.—Elle suit ordinairement le trajet d'une branche de nerfs. — Elle peut, pourtant aussi, être vague. — C'est une exagération, ou une perversion de la sensibilité normale d'un ou de plusieurs nerfs.

Névralgique, *adj.* Qui appartient à la névralgie. — *Exemple*: Douleur, affection névralgique.

Névrose, *subs*. Affection nerveuse, ou que l'on suppose, au moins, avoir son siége dans le système nerveux. — Les névroses sont caractérisées par un trouble de fonctions, sans qu'il y ait, pour cela, de lésion sensible dans la structure des parties, ni agent matériel appréciable qui les produise.

Nitrique, *adj*. Acide nitrique. — Appelé encore communément *Eau forte*, dans le commerce. — C'est un corrosif puissant, un poison violent.

Nosologie, *subs*. Traité sur les maladies. — On donne particulièrement ce nom à la partie de la médecine qui a pour objet la classification et l'étude des maladies.

Nosologique, *adj*. Qui appartient, qui se rattache à la *Nosologie*.

Nostalgie, *subs*. Affection causée par le désir de retourner dans son pays. — Le dépérissement qui est la conséquence de l'ennui profond, un des symptômes caractéristiques de cette maladie, peut entraîner assez rapidement la mort. — On dit encore , *Mal du pays*, et plus familièrement, *Maladie du clocher*.

Nummulaire, *adj*. En forme d'écu, de pièce de

monnaie. — Le cautère (voyez ce mot) nummulaire, est celui dont l'extrémité a la forme d'un écu.

Nutrition, *subs*. Fonction vitale, par laquelle le principe nourrissant des aliments, le suc nourricier, est assimilé au tissu des organes, dont il répare les pertes ; et converti en notre propre substance.

O.

Objectif — *ve* — *adj*. Cautérisation objective (voyez le mot *Cautérisation*).

Occipital — *e* — *adj*. Qui appartient à l'occiput (voyez ce mot).—L'os occipital est situé à la partie postérieure et inférieure du crâne qu'il concourt à former. Cet os offre, à sa partie la plus inférieure, une vaste ouverture que l'on appelle le *Grand trou occipital*, destinée à donner passage, entre autres organes, à la moelle épinière, à ses membranes, et à des vaisseaux.

Occiput, *subs*. On a donné ce nom à la partie postérieure de la tête, formée par l'os occipital.

OEsophage, *subs*. Canal musculo-membraneux (formé de muscles et de membranes), qui conduit les aliments, depuis la bouche jusque dans l'estomac.

Omoplate, *subs*. Os de l'épaule plat et large, qui en forme la partie postérieure. — Je l'ai aussi entendu appeler, familièrement, la palette de l'épaule. Chez les oiseaux, l'omoplate est cet os, qui entre dans la formation de la partie de l'animal, qu'en terme *d'office*, les écuyers tranchants désignent sous le nom de *Crochet*, et qui, lorsque l'on *découpe*, se lève après avoir désarticulé, et écartelé les ailes. C'est celui des deux os qui, plat, mince, tranchant, et légèrement arqué, est appliqué sur le dos. — L'autre qui se trouve situé en avant, et s'articule avec le sternum (le bateau), est la clavicule. — Leur réunion constitue le *Crochet*.

Orbitaire, *adj*. Qui a rapport, qui appartient à l'*Orbite* (voyez ce mot).

Orbite, *subs*. On appelle ainsi, en anatomie, la cavité dans laquelle l'œil est placé. — On donne par extension ce même nom à la région qui entoure l'œil des oiseaux.

Oreillette, *subs*. On a donné ce nom à deux cavités qui se trouvent placées à la base du cœur, et font partie de cet organe. — On les distingue en oreillette droite, qui reçoit les veines caves, et par conséquent le sang noir ou de retour, celui qui a servi à la circulation, et en oreillette gauche, qui reçoit les veines pulmonaires, chargées de rapporter au cœur, le sang qui a été revivifié dans le poumon, par le phénomène de l'hématose (voyez ce mot), et qui bientôt va être renvoyé à toute l'économie. Les oreillettes déversent dans les ventricules (voyez ce mot) au-dessus desquels elles sont placées, le sang qu'elles viennent de recevoir.

Organisme, *subs.* Disposition, arrangement des organes; ensemble de leurs diverses fonctions.—Ce mot a été introduit dans le langage médical, par quelques physiologistes modernes, comme synonyme d'*Organisation*. On l'emploie, plus particulièrement, pour désigner l'ensemble des forces qui régissent les êtres organisés, animaux et végétaux.

Orient, *subs.* Le point du ciel où le soleil se lève à l'horizon. — Par extension, le point de la boussole, d'où le vent s'élève, d'où il souffle.

Orne, *subs.* Rivière de France qui donne son nom à un département. — Elle passe par Caen, et se jette à la mer, à 16 kilomètres de cette ville, par une très large embouchure.

Oxycrat, *subs.* Nom donné au mélange d'eau et de vinaigre. — On l'emploie en médecine comme astringent, antiseptique (voyez ce mot), et rafraîchissant.

Oxygénation, subs. Etat de ce qui est en contact avec l'oxygène (voyez ce mot). — Etat d'une substance qui se combine avec lui. — Cette combinaison détermine un phénomène de combustion.

Oxygène, subs. Un des corps simples gazeux que l'on étudie en chimie. — Il est extrêmement répandu dans la nature; néanmoins, on ne l'y trouve qu'à l'état de combinaison avec d'autres corps. Il fait partie de l'air atmosphérique. — Il sert à la combustion, à la formation des acides, et dans la respiration, par son contact médiat avec le sang; il joue le rôle principal dans le phénomène de l'hématose (voyez ce mot).

P.

Palme, subs. On donne ce nom à la toile ou membrane qui unit entre eux, les doigts de certaines espèces d'oiseaux.

Palmé — e — adj. Qui a des palmes (voyez ce mot).

Palmipède, subs. Ordre d'oiseaux aquatiques, qui ont pour principal caractère des pieds palmés (voyez ce mot). Tous ces oiseaux sont très bons nageurs, par suite de cette disposition. Les canards, les oies, les cygnes, les plongeons, etc., sont des palmipèdes.

Panacée, *subs*. C'est dans la mythologie, une des divinités de la médecine, fille d'Esculape et d'Épione. — On donne en médecine ce nom à un remède prétendu universel.

Papille, *subs*. Petites éminences plus ou moins saillantes, qui se voient à la surface de plusieurs parties de la peau et des membranes muqueuses (voyez ce mot) en particulier.—Elles paraissent formées par les dernières expansions des vaisseaux et des nerfs, et sont susceptibles, dans quelques cas, d'une sorte d'érection.

Papillaire, *adj*. Qui a rapport, qui appartient aux papilles (voyez ce mot).

Paraplégie, *subs*. Ce mot est employé pour désigner la paralysie de toute la partie inférieure du corps, ou de l'arrière-train, chez les animaux, la vessie, et le rectum compris.

Paraplégique, *adj*. Qui est atteint de paraplégie (voyez ce mot).

Pathognomonique, *adj.* Signe pathognomonique. — Signe propre et particulier à chaque maladie.

Pathologie, *subs.* On nomme ainsi la partie de la médecine qui a pour objet l'étude et la connaissance des maladies.

Pédiluve, *subs.* Synonyme de bain de pieds.

Penne, *subs.* Grosse plume d'oiseau. — On appelle ainsi, chez ces animaux, les grandes plumes des ailes et de la queue. Les premières, celles des ailes, sont encore dites, *Pennes rémiges* parce que dans le vol, elles font l'office de rames. Les secondes, celles de la queue, portent le nom de *Pennes rectrices*, parce qu'elles font l'office d'un gouvernail, et servent à diriger la progression de l'oiseau.

Péricrânie ou *Péricrânite*, *subs.* Nom donné à la douleur du cuir chevelu, et des parties qui servent d'enveloppes à la tête. — Cette douleur est souvent de nature nerveuse ou rhumatismale. — Elle peut dépendre d'une cause inflammatoire, et c'est alors qu'elle est dite *Péricrânite*.

Périphérie, *subs.* La circonférence, ou la surface extérieure d'un corps.

Perspiration, subs. C'est la transpiration insensible, qui se fait continuellement à la surface de la peau (perspiration cutanée), ou des membranes : c'est une exhalation. Le poumon est le siége d'une perspiration de ce genre, très active. C'est la perspiration pulmonaire, que l'on aperçoit très bien sortir, à chaque expiration, par la bouche et les fosses nasales, sous forme de buée, ou vapeur qui se condense, surtout lorsque l'air est froid.

Phanérogame, *subs.* Plante phanérogame. — Celle dont les organes sexuels sont apparents. C'est l'opposé de Cryptogame (voyez ce mot).

Pharynx, subs. Orifice supérieur du gosier, ou de l'œsophage (voyez ce mot).

Phlébotomie, subs. Synonyme de *Saignée*. — Opération de chirurgie, qui consiste dans une ouverture que l'on fait à une veine pour en tirer du sang.

Phlegmasie, subs. Nom générique donné aux maladies plus généralement connues sous le nom d'*Inflammations*.

Physiologie, subs. Partie des sciences médicales qui traite des fonctions des organes, soit dans les végétaux, soit dans les animaux.

Physiologique, *adj.* Qui a trait, qui a rapport, qui appartient à la physiologie (voyez ce mot).

Physiologiste, *subs.* Celui qui s'occupe de physiologie (voyez ce mot), qui étudie cette science.

Phytologie, subs. L'art de décrire les plantes. — Ce mot est souvent employé comme synonyme de *Botanique*, quoiqu'à la rigueur il ne le soit pas. La botanique en effet, est l'art de connaître les végétaux méthodiquement, et à l'aide de leurs caractères.

Phytologique, adj. Qui a rapport, qui appartient à la phytologie (voyez ce mot).

Phytologiste, subs. Qui se livre à la phythologie, (voyez ce mot), qui étudie cette science.

Pléthore, subs. Réplétion d'humeurs, ou de sang. — Elle consiste dans une distension générale ou partielle du système (voyez ce mot) vasculaire (*des vaisseaux*) accompagnée de pesanteur, de malaise général, et d'une multitude d'autres accidents variables.

Pléthorique, adj. Qui tient de la pléthore, ou qui y est sujet, qui en est affecté.

Plutonien — *ne* — *adj.* Qui appartient à Pluton Dieu

des enfers. Nom donné en géologie (voyez ce mot) aux terrains non stratifiés, c'est à dire qui n'ont pas été formés couches par couches, mais bien en quelque sorte d'un seul coup, par l'action du feu, par suite d'une éruption volcanique.

Pneumonie, subs. On désigne, en médecine, sous ce nom, l'inflammation du parenchyme, ou tissu même du poumon. Cette maladie est encore communément appelée *Fluxion de poitrine.*

Potasse, subs. C'est un alcali plus ou moins fixe, que l'on rencontre très fréquemment dans la nature, à divers états de combinaison. — Il existe en assez grandes proportions dans les cendres de végétaux que l'on fait brûler en tas, à l'air libre, et s'obtient même par ce procédé. — Il se combine avec bon nombre d'acides, et sert de base à différents sels, d'un usage journalier en médecine et dans les arts.

Pott, subs. Voyez *Mal de Pott.*

Préparate, adj. et *subs.* Nom donné à la veine frontale.—C'est la veine que l'on voit chez quelques sujets faire saillie sous la peau du front, à peu près vers le milieu de cette partie, et se dirigeant depuis la racine des cheveux, jusqu'à la racine du nez.

Prophylactique, adj. Préservatif. — Un traitement, un moyen prophylactique d'une affection, est celui qui peut s'opposer à son développement.

Prurit, subs. Synonyme de démangeaison vive.

Psychologie, subs. Science qui s'occupe de l'étude de l'âme et des facultés intellectuelles. — C'est une des branches de la métaphysique, qui elle-même est un des objets d'étude de la haute philosophie.

Pulmonaire, adj. Qui a rapport, ou qui appartient au poumon.

Pupille, subs. C'est une des parties de l'œil. — On appelle ainsi, l'ouverture centrale de l'iris, par laquelle passent les rayons de lumière, qui doivent peindre sur la rétine (voyez ce mot), l'image des corps extérieurs. — Cette ouverture est arrondie chez l'homme. — Elle se dilate ou se rétrécit, suivant les différentes influences de la lumière. — Les personnes étrangères aux études anatomiques, me comprendront mieux, en leur disant que la pupille est le point *noir*, que l'on aperçoit au centre de la *Prunelle*, quelle que soit du reste la couleur de celle-ci.

Pulvérulent—e—adj. Epithète donnée à tout corps réduit en poudre plus ou moins fine.

Q.

Quadrature, subs. Ce mot est employé en astronomie, pour désigner l'aspect de deux astres, quand ils sont éloignés l'un de l'autre d'un quart de cercle. Ainsi : au premier et au troisième quartier, la lune est en quadrature avec le soleil; elle en est alors éloignée de quatre-vingt-dix degrés.

Quartier, subs. Quartier d'un soulier. — On appelle ainsi, la pièce ou les pièces de cuir qui entourent le talon.

Quatre marches, adj. et subs. — *Etoffes fabriquées à quatre marches.* — On appelle ainsi les étoffes dites *croisées*, quelle que soit la nature de leur tissu. Ce sont celles dont les fils de la trame sont entre-croisés sur ceux de la chaîne qui, eux-mêmes, sont plus serrés, les uns contre les autres.

Dans les métiers à fabriquer les étoffes, on nomme *Marches* des morceaux de bois fixés par un bout, mais mobiles sur le bouton, ou la broche qui les assujettit au bas du métier. A l'autre extrémité, elles tiennent par des ficelles, aux lisses qu'elles font mouvoir, à mesure que l'ouvrier les fait baisser elles-mêmes avec les pieds, au moment où il passe la navette.

R.

Rachis, *subs*. Nom donné par Chaussier, à la colonne vertébrale.

Rachidien — *ne* — *adj*. Qui appartient, qui a rapport au rachis (voyez ce mot).

Rachitisme, on dit aussi *Rachitis*, *subs*. Maladie qui reconnaît le plus souvent pour cause, un vice scrofuleux (voyez ce mot).—On lui a donné ce nom, parce que la courbure de l'épine dorsale, ou colonne vertébrale, est un des symptômes les plus remarquables de cette affection. Elle consiste en une altération générale ou partielle dans la direction, la longueur, ou le volume des ôs, jointe ordinairement à l'augmentation de volume de la tête et du ventre, et à l'émaciation (amaigrissement) des autres parties.

Raptus, subs. Mot emprunté au latin, et employé en médecine, pour indiquer l'entraînement, la congestion sanguine, qui peut se faire vers un organe. Ainsi, on dit : il s'est fait un *raptus* vers le cerveau ; c'est à dire une congestion brusque vers ce point.

Récipient, subs. Vase dont on se sert pour recevoir un liquide.

Rectum, subs. La dernière partie de l'intestin, celle qui vient directement aboutir à l'anus.

Réfrigérant — e — adj. Qui rafraîchit, qui sert à rafraîchir, qui a la propriété de rafraîchir.

Régurgitation, subs. Acte par lequel certaines substances solides, liquides, ou gazeuses, remontent par gorgées, de l'estomac, ou de l'œsophage dans la bouche, sans qu'il soit accompagné des efforts, et de la contraction musculaire, propres, et nécessaires au vomissement.

Répercussif — ve — adj. Épithète des médicaments qui, appliqués à l'extérieur, sur une partie engorgée, font refluer à l'intérieur les fluides qui l'engorgent. — Les astringents, la glace, l'eau froide simple ou vinaigrée, sont des *répercussifs*.

Réseau, subs. On donne, en anatomie, ce nom aux entrelacements de vaisseaux sanguins et lymphatiques (voyez ce mot), de fibres, de nerfs qui constituent des espèces de réseaux. — Le réseau capillaire, est celui qui est formé par les dernières radicules, les plus fines et les plus déliées de ces mêmes parties.

Résolution, subs. En physique, on entend par résolution, la cessation totale de consistance et de résistance. — On dit que les membres sont en résolution, lorsqu'ils sont dans un état de relâchement complet, comme frappés d'une sorte de paralysie.

Ressac, subs. Terme de marine.—Retour de la lame, du côté du large (voyez ces deux mots), après qu'elle a frappé contre la plage, ou contre quelques rochers.

Rétine, subs. Membrane qui tapisse presque toute la cavité interne de l'œil, et sur laquelle viennent se peindre les images des objets qui doivent être perçus. — La rétine est l'organe essentiel de la vision. Elle paraît formée, suivant la plupart des anatomistes, par l'épanouissement du nerf optique.

Révulsif — ve — adj., pris quelquefois comme *subs.*; au masculin seulement (sous entendu agent, médicament). On donne ce nom, aux moyens que le médecin emploie, pour détourner le principe d'une maladie, de l'organe sur lequel il semble avoir fixé son siége. C'est ainsi que les purgatifs, les vésicatoires, etc., sont souvent employés comme révulsifs.

Robusticité, subs. État de l'être robuste. — Ce mot est synonyme de force, vigueur générale.

Rondache, subs. Cautère en rondache (voyez les mots *Cautère*, et *Nummulaire*).

Rondelle, subs. (Voyez *Rondache*).

Roulis, subs. Agitation d'un vaisseau qui penche beaucoup d'un côté, puis aussitôt de l'autre. Le roulis est le mouvement de rotation du vaisseau, autour de l'axe longitudinal, tandis que le *Tangage* (voyez ce mot) qui lui est opposé, est son mouvement de rotation, autour de l'axe latitudinal.

S.

Saccharin—e—adj. Epithète donnée à tout ce qui tient de la nature du sucre, ou qui peut produire cette substance.

Saturé—e—adj. Rassasié, qui en a pris autant qu'il pouvait en prendre. — Une dissolution saturée d'une substance soluble quelconque, est celle dans laquelle on a fait fondre assez de cette substance, pour que le liquide n'en puisse pas dissoudre davantage.

Saurer, verbe. Faire sécher à la fumée. Ce mot s'applique surtout à la manière dont on prépare plusieurs espèces de poissons, les *harengs* particulièrement.

Saurissage, subs. Action de saurer (voyez ce mot).

Sauticot, subs. Nom donné dans quelques localités maritimes à la crevette, ou à des insectes, sorte de pucerons de mer, que l'on rencontre en abondance le long des côtes, soit enfouis dans le sable, soit attachés aux varecs que la mer a rejetés sur ses bords.— Ce nom leur vient de leur mode de progresser, qui ne s'exécute que par petits bonds, et en sautillant.—Ce mot, du reste, n'est pas admis dans la langue française.

Scalpel, *subs.* Instrument tranchant, sorte de petit couteau, dont la lame est solidement fixée sur le manche.—On s'en sert pour diviser les tissus, et isoler les parties qu'on veut disséquer. — Il diffère du bistouri en ce que, dans ce dernier, la lame est mobile, et qu'elle peut se fermer dans la rainure du manche.

Scarifié—e—adj. Qui a subi des scarifications. — On appelle, en chirurgie, *Scarifications*, de petites incisions que l'on fait à la peau avec une lancette, un bistouri, ou même un rasoir, pour remplir diverses indications thérapeuthiques (voyez ce mot; voyez aussi *Ventouse*).

Scrofuleux — se — adj. On écrit aussi *Scrophuleux*.

Qui est atteint de scrofules, ou qui a rapport à cette affection.

On désigne en médecine, sous le nom de scrofules, la maladie généralement connue sous les noms *d'E-crouelles*, *d'Humeurs froides*. — Les scrofules se traduisent du reste par une foule infinie de symptômes.

Sécrétion, *subs.* Fonction de l'économie, en vertu de laquelle certains organes, les glandes par exemple, élaborent et fournissent, à même la masse du sang, les matériaux d'un liquide de formation nouvelle, tels que la salive, la bile, le lait, l'urine, etc.

Sédatif—ve—adj. Qui calme, qui apaise.

Sedlitz, subs. Eau de Sedlitz. —Eau ainsi nommée de Sedlitz, village de Bohême, où l'on trouve des sources naturelles de cette eau.—C'est un purgatif salin, très doux, et journellement employé. — Cette eau doit ses propriétés à une très grande quantité de Sulfate de magnésie, et une quantité beaucoup moindre de Sulfate de soude (combinaison naturelle de la magnésie et de la soude avec l'acide sulfurique) qu'elle contient.—On en prépare, partout, d'artificielle, qui jouit de la même action.

Sepia, *subs.* Liqueur noire contenue dans une

bourse membraneuse de la *Sèche*, sorte de poisson ou mollusque que l'on trouve dans presque toutes les mers. — Cette liqueur s'emploie en peinture, pour faire des dessins et tableaux au lavis (voyez ce mot). — La véritable encre de Chine, n'est probablement que cette même humeur desséchée et mise en tablettes par des procédés particuliers.

Séreux — se — adj. Qui abonde en sérosité, qui est formé de ce liquide. — La *Sérosité* ou *Sérum* est la partie la plus aqueuse des humeurs animales. Elle fait partie constituante du sang, du lait, etc.—La diarrhée séreuse est celle, extrêmement abondante, très liquide, et comme aqueuse.—Elle peut, du reste, être colorée en différentes nuances.

Seulles, subs. Petite rivière du département du Calvados, au nord-ouest de Caen.—Elle vient se jeter dans la mer à Courseulles, village considérable, renommé par ses nombreux et magnifiques parcs à huîtres, qui approvisionnent en partie la capitale, de ce genre de mollusques, si bien apprécié par les gourmets.

Simultané—e—adj. Se dit de deux actions qui se passent dans un même instant.

Singultueux—se—adj. Respiration singultueuse. — C'est celle qui est spasmodique (voyez ce mot), presque sufffocante, intermittente, comme accompagnée de sanglots.

Sinus, subs. On désigne ainsi une cavité dont l'intérieur est plus évasé que l'entrée. — Les *Sinus de la dure-mère* (voyez ce mot) sont des canaux veineux plus ou moins considérables, qui parcourent cette membrane, et qui ont pour usage de ramener au cœur, par l'intermédiaire des veines jugulaires(voyez ce mot) internes, le sang apporté par les artères, une fois qu'il a servi à la circulation cérébrale.

Sirocco ou *Siróc, subs.* Vent qui souffle du sud-est, et auquel certains voyageurs prêtent, à tort peut-être, une influence malfaisante particulière sur le physique, et réactivement sur le moral de plusieurs peuples des sables de l'Arabie.

Soude, subs. Substance solide, offrant *à peu près* les mêmes propriétés physiques et chimiques que la *Potasse* (voyez ce mot). — On la retire par le lavage, des cendres des végétaux maritimes, que l'on fait brûler en tas et à l'air libre. — On fait ensuite, comme pour la potasse, évaporer la dissolution jusqu'à siccité (dessèchement complet).

Sous-maxillaire, adj. Qui est situé au dessous de la mâchoire (voyez *Ganglion*).

Sous-sternal—e—adj. Placé sous le *Sternum* (voyez ce mot).

Spasmodique, adj. Synonyme de *Convulsif*.—Il y a néanmoins une nuance tranchée d'acception entre ces deux mots.

Spécifique, adj. Employé quelquefois sous forme de substantif. — Appliquée à pesanteur, cette épithète s'ajoute en parlant de deux corps solides ou fluides, qui, sous un même volume, ont des poids différents. — Appliquée à un médicament, elle désigne ceux qui ont une action déterminée, contre telle espèce d'affection, plutôt que contre telle autre. Ainsi, le quinquina est un spécifique contre les intermittences, et la périodicité des maladies.

Specimen, subs. Mot emprunté au latin par la langue française. — Il signifie indication, modèle, épreuve, échantillon ; nous l'avons surtout, dans cet ouvrage, employé dans ce dernier sens.

Splanchnique, adj. Viscéral. — Qui a rapport aux viscères (voyez ce mot).

Spumeux — se — adj. Qui est mêlé d'écume.— Qui a l'aspect écumeux. — Un liquide spumeux est celui qui contient de l'écume.

Stase, *subs.* Ce mot a la même signification, à peu près, que *Stagnation*. — Seulement il exclut l'idée d'altération des liquides, qui peut être, et est, le plus souvent, concomitante (voyez ce mot) de la stagnation. — C'est simplement un temps d'arrêt, de séjour dans la progression habituelle d'un corps, ou mieux d'un liquide.

Steam-boat, *subs.* Mots anglais, employés dans le langage français, surtout dans les ports de la Manche, pour désigner les bateaux à vapeur. Sa vraie signification n'est pas autre — vapeur-bateau.

Sternal — *e* — *adj.* Qui appartient au sternum (voyez ce mot). La région sternale est celle qui avoisine cet os.

Sternum, *subs.* Os plat, situé immédiatement sous la peau, à la partie antérieure et moyenne de la poitrine, et auquel, par l'intermédiaire des cartilages (voyez ce mot) costo-sternaux (appartenant au côtes et au sternum) les vraies côtes viennent se fixer.

Dans les oiseaux, cet os n'est plus plat, mais bien en forme de carène (voyez ce mot) de navire armée de sa quille, et on lui donne, par cette raison, vulgairement, le nom de *Bateau*.

Stertoreux — se — adj. Qui est accompagné de *Stertor*, ou *Sterteur*, selon que ce mot aura été ou non francisé, ainsi que l'ont fait quelques auteurs. — On entend par cette dénomination, un ronflement considérable qui, dans quelques affections, l'apoplexie, et la congestion cérébrale en particulier, accompagne l'entrée et la sortie de l'air du poumon, dans l'acte respiratoire.

Sthénie, subs. C'est l'opposé de *l'Asthénie* (voyez ce mot). — Il signifie force, vigueur des fonctions. — Excès de vitalité (voyez ce mot).

Sthénique, adj. Qui est accompagné d'un excès de forces.

Stratifié — e — non *stratifié — e — adj.* Se dit des terrains qui sont ou non formés de couches distinctes (voyez à ce sujet *Neptunien* et *Plutonien*).

Strumeux—se—adj. Ce mot est employé en médecine comme synonyme de *Scrofuleux* (voyez ce mot).

Stupéfiant — e — adj. Ce mot est employé comme synonyme de *Narcotique.* — Il indique seulement que l'action s'exerce avec plus d'énergie.

Sublimé corrosif, subs. C'est le Deuto-chlorure de

mercure. — C'est un sel composé de mercure et de chlore (voyez ce mot). — C'est un poison énergique, mais qui, employé par une main habile et expérimentée, et à doses très fractionnées, rend, en médecine, les services les plus signalés, surtout dans certaines maladies ou affections spéciales, soit aiguës, soit chroniques.

Succédané — e — adj. Epithète des médicaments qu'on peut substituer à d'autres, parce qu'ils ont les mêmes propriétés.

Succussion, subs. Action de secouer.

Sui generis, subs. Mots latins, qui signifient, de son genre, de son espèce. — Ces deux mots sont fréquemment employés dans le langage des sciences, pour désigner une qualité d'un corps, d'une substance, qui ne peut être rapportée, comparée qu'à elle-même. Ainsi, on dit : couleur, odeur, saveur, aspect, etc., *sui generis.* C'est à dire qui ne peuvent être rapportées et comparées à aucune autre analogue ; dont celle exprimée devient en un mot le type.

Sulfate, subs. Sel formé par la combinaison de l'acide sulfurique, avec différentes bases. — Ainsi, il y a des sulfates de soude, de potasse, etc. (voyez ces mots), selon que l'une ou l'autre de ces substances, est celle dont la combinaison a eu lieu avec l'acide sulfurique.

Sulfurique, adj. Acide sulfurique. — Appelé encore vulgairement *Huile de vitriol.* — Cet acide est dû à la combustion rapide du soufre, et du sel de nitre, et à sa combinaison avec l'oxygène (voyez ce mot) de l'air. — C'est un poison caustique violent. — On l'emploie en médecine, et dans les arts, à différents états de concentration (voyez *Concentré*).

Sympathie, *subs*. On entend en médecine, par ce mot, le rapport entre les actions de deux ou de plusieurs organes plus ou moins éloignés. C'est ainsi qu'un trouble dans les fonctions de l'estomac, développe une céphalalgie (voyez ce mot), etc.

Syncopal — *e* — *adj*. Qui a rapport à la syncope (voyez ce mot), qui en revêt la forme.

Syncope, *subs*. Perte complète et ordinairement subite du sentiment et du mouvement, avec diminution considérable, ou suspension entière des battements du cœur, et des mouvements respiratoires. Elle peut exister à différents degrés, depuis la simple défaillance, jusqu'à la syncope confirmée.

Synergie, *subs*. L'école de Montpellier donne ce

nom au concours des actions organiques à ou la coopération de plusieurs organes, pour l'accomplissement d'une même fonction.—C'est encore l'association sympathique (voyez *Sympathie*) qui donne aux organes, une unité de but et d'action.

Syphon ou *Siphon*, subs. Tuyau, tube de grosseur variable que l'on ajoute au corps d'une seringue, pour conduire le liquide que l'on veut injecter.—Il peut être droit, ou courbe ; simple, ou muni à sa base d'un robinet qui sert à modérer, ou à arrêter, à son gré, le jet de la substance à injecter.

Système, subs. On entend par ce mot, en anatomie, un ensemble d'organes, composés des mêmes tissus, destinés à des usages analogues, et concourant vers l'accomplissement d'une même fonction. Ainsi on dit : *Système* musculaire, veineux, lymphatique, artériel, etc., selon que l'on veut désigner l'ensemble, la réunion des organes, de texture identique, servant aux fonctions départies aux muscles, aux veines, aux vaisseaux lymphatiques, aux artères, etc.

Syzygie, subs. Terme d'astronomie. — C'est la conjonction et l'opposition d'une planète avec le soleil.— On entend plus particulièrement par ce mot, le temps de la nouvelle ou de la pleine lune. — C'est l'opposé la *Quadrature* (voyez ce mot).

T.

Tangage, subs. Balancement d'un vaisseau, de l'avant à l'arrière, et de l'arrière à l'avant alternativement; c'est à dire autour de son axe latitudinal (voyez *Roulis*).

Tangue, subs. Tangue de mer. — Sable marin mêlé de vase que, dans certains pays, on emploie comme engrais, pour les prairies surtout. — Il y produit d'excellents résultats. — Certains sables de mer et je pourrais dire tous les sables de mer, sont composés en proportions variables, suivant les localités, et la nature du sol de la plage, de trois principes distincts; savoir : le sable proprement dit, ou partie siliceuse; la tangue, ou partie silico-terreuse; enfin, la vase proprement dite, ou partie terreuse.— Cette dernière substance est la plus légère des trois. Elle se combine facilement avec l'eau, et dans les rivières où les phénomènes du flux et du reflux se font sentir, quelquefois même à une assez grande distance de la mer, la vase en vertu de son peu de pesanteur spécifique, est portée par le flot, souvent assez loin de l'embouchure : là elle se dépose, et tend à rétrécir, et à encombrer le lit des rivières. — La tangue, plus pesante que la vase, reste d'ordinaire à l'embouchure, et c'est là qu'on la recueille.—Enfin le sable, le plus pesant des trois principes constituants, n'est que momentanément soulevé par l'eau, et retombe au fond, presque aussitôt, et à la même place.

Tannage, subs. Opération qui a pour but de tanner les peaux, ou d'en resserrer le tissu, en combinant la *Gélatine* (voyez ce mot) qui en fait partie, avec le *Tannin* (voyez ce mot), de manière à les rendre plus solides, imputrescibles, imperméables à l'eau, sans cependant leur enlever leur flexibilité.

Tannin, subs. Substance que l'on extrait de différents végétaux et produits végétaux, dont elle fait intimement partie.—L'écorce de chêne, connue encore sous le nom de *Tan*, en renferme une grande quantité.

Taxidermie, subs. Art de préparer et de monter les peaux des animaux, de manière à conserver leurs formes, leurs couleurs, etc. — Elle constitue l'art du mégissier et de l'empailleur.

Tégument, subs. Ce qui couvre. — Enveloppe. — On appelle ainsi la membrane extérieure qui recouvre le corps de l'homme et des autres animaux.— En anatomie, le mot *Téguments*, au pluriel, est presque toujours, employé pour synonyme de la peau, à moins qu'on n'y ajoute une épithète distinctive.

Thalassiophyte, subs. Mot emprunté à la langue

grecque, par lequel on désigne spécialement les plantes et végétaux qui vivent dans la mer.—Le mot *Hydrophyte* (voyez ce mot) est employé d'une manière générique, pour désigner toutes les plantes aquatiques, qu'elles vivent dans l'eau douce, ou dans l'eau salée.

Thalassographie, subs. Mot emprunté à la langue grecque. — Il veut dire, discours sur la mer, description de la mer, et des phénomènes qui s'y rapportent. — Science qui a spécialement pour objet, l'étude de la mer.

Thérapeutique, subs. et adj. Partie de la médecine qui a pour objet le traitement des maladies. On peut la diviser en *Expectante*, *Adjuvante*, *Militante*, et *Héroïque*. — La thérapeutique *expectante* est celle dans laquelle le médecin se borne à laisser agir la nature, et à n'agir lui-même, qu'au cas où les forces de cette dernière ne suffiraient pas à amener, à elles seules, une solution favorable. — C'est dans ce cas qu'il applique la thérapeutique *adjuvante*, c'est à dire capable d'aider. — La thérapeutique *militante*, est celle qui prenant les symptômes, ou la cause elle-même du mal, pour ainsi dire, corps à corps, les combat avec persévérance et opiniâtreté. — Enfin, j'appellerai thérapeutique *héroïque*, celle qui, par un sage et rationnel emploi d'un médicament spécifique (voyez ce mot), coupe le mal dans sa racine, en détruit le germe, lui empêche de reparaître.

Tonicité, subs. Faculté qui détermine le ton général des solides. — L'état de tension, de fermeté naturelle à chaque organe.—Portée à un trop haut degré, elle constitue l'*Erétysme*.—Son défaut est *l'Atonie* (voyez ces mots).

Trachée-artère, subs. Terme employé en anatomie, pour désigner une portion du canal qui conduit l'air dans les poumons. Elle est placée sur la ligne médiane du corps, à la partie moyenne du col; c'est la partie du canal aérien, intermédiaire au larynx et aux bronches (voyez ces mots).

Trachéotomie, subs. Opération chirurgicale, analogue à la *Laryngotomie*, et à la *Bronchotomie* (voyez ces mots), et qui n'en diffère que par le point sur lequel elle est pratiquée.

Trisplanchnique, adj. Qui se rapporte à trois ordres de viscères (voyez ce mot). On donne ce nom à un nerf, ou plutôt à un système (voyez ce mot) de nerfs, qui distribue des branches et des filets nombreux, naissant de ganglions (voyez ce mot) spéciaux, aux organes contenus dans les trois grandes cavités splanchniques ou viscérales, du corps, savoir : le crâne, la poitrine et l'abdomen.

Cet appareil nerveux est dit encore *Appareil nerveux de la vie organique*, parce qu'il préside à l'accomplissement des fonctions organiques, c'est à dire de celles qui servent à l'exécution des actions vitales matérielles, ou se passant chez nous, involontairement, à notre insu, et dont il n'est pas donné à l'animal d'enrayer l'enchaînement. — Il est appelé ainsi par opposition à l'autre système nerveux, celui dit *Appareil nerveux de la vie de relation*, et qui sert à nous mettre volontairement en rapport avec les choses, corps ou substances qui nous environnent.

Turgescence, *subs*. Est synonyme de gonflement. — Ce mot implique, de plus, l'idée que ce gonflement a lieu d'une manière active, et qu'il n'est que le résultat d'une excitation.

Turgescent — *e* — *adj*. Qui se gonfle, en vertu des causes que nous venons de signaler. — Ainsi, un vaisseau, un organe que l'on excite, que l'on irrite, et dans lequel survient un afflux de sang, devient *turgescent* par cette cause.

U.

Ulvacées, subs. Terme de botanique. — Nom donné à une famille des végétaux hydrophytes (voyez ce mot).

Urticaire, subs. — Eruption cutanée semblable à celle que produit le contact de l'ortie avec la peau.

Urtication, subs. Sorte de flagellation faite avec des orties, dans le but de déterminer une vive excitation à la peau. — C'est un moyen révulsif (voyez ce mot), extrêmement énergique.

Ustion, subs. Action de brûler. — Brûlure.

V.

Vade-mecùm, subs. Mots empruntés au latin, et qui signifient la chose qu'on porte ordinairement avec soi.

Valve, subs. On appelle ainsi chacune des pièces qui composent une coquille. — Coquille uni-valve, bi-valve, multi-valve ou pluri-valve. — Coquille qui est formée, d'une, de deux, ou d'un plus grand nombre de pièces (voyez à ce sujet l'ERRATA, du 2ᵉ volume, pour la page 196).

Varec, subs. (Voyez *Fucus*).

Vasculaire, adj. Qui a rapport aux vaisseaux. On appelle système (voyez ce mot) vasculaire, l'ensemble des vaisseaux du corps, destinés à porter les fluides.—Par rupture vasculaire, on entend celle qui vient à affecter une de ces parties. — Cette rupture est suivie nécessairement d'une hémorragie en rapport avec le calibre du vaisseau rompu.

Veine, subs. Les veines sont des vaisseaux destinés à contenir le sang noir, qu'elles portent de toutes les parties vers le cœur, pour être, de là, renvoyé au poumon, et y subir le phénomène de l'hématose (voyez ce mot).—L'ensemble des veines constitue le système veineux, ou vasculaire (voyez ce mot) *dit* à sang noir.

Ventouse, subs. On appelle ainsi un vase de verre ou de métal (celles en verre sont les plus employées), que l'on applique pour faire le vide sur des endroits déterminés de la peau, afin de remplir diverses indications thérapeutiques.—Nous ne pouvons nous étendre ici, sur ces indications, ni sur les divers procédés que l'on emploie pour poser les ventouses.

On peut les appliquer sèches ou scarifiées.—Elles sont dites sèches, lorsque leur action première se borne, aux simples phénomènes locaux, déterminés par la raréfaction de l'air. — Dans d'autres circonstances, on y ajoute les scarifications, lorsque l'on veut faire servir la ventouse à opérer un dégorgement sanguin, et alors elles sont dites scarifiées (voyez ce mot).

Ventricule, subs. Nom donné à certaines cavités qui sont dans le corps de l'animal. Ainsi, on distingue, et on décrit, en anatomie, les ventricules du cerveau, du larynx (voyez ce mot), du cœur, etc.

Les ventricules du cœur, sont les seuls que nous ayons eu occasion de mentionner dans le cours de cet ouvrage. — Ce sont les cavités dans lesquelles le sang est déversé par les oreillettes (voyez ce mot). — Il y en a deux, *dits*, l'un ventricule droit, qui reçoit le sang noir ou veineux, et le transmet aux poumons, pour y être élaboré, oxygéné (voyez *Oxygénation*); l'autre, *dit* ventricule gauche, qui reçoit le sang hématosé, redevenu rouge, artériel, par suite de son contact avec les poumons et en vertu de l'acte respiratoire.

Les ventricules chassent, par la contraction de leurs parois, le sang qu'ils ont reçu, quelle que soit sa nature. — Pour ceux qui assimilent le mécanisme de la circulation, à celui d'une pompe aspirante et refoulante, les ventricules remplissent l'office du piston de la pompe.

Vertèbre, subs. On a donné ce nom aux os qui, par leur réunion, forment la colonne vertébrale, qui est dite encore, le *Rachis* (voyez ce mot), l'Epine dorsale.

Viabilité, subs. Possibilité de vivre. — Qualité qui rend viable, c'est à dire, susceptible de parcourir la voie, le chemin de la vie, de pouvoir supporter les phénomènes nécessaires à l'existence, et de ne pas mourir en naissant.

Viscère, subs. On comprend sous ce nom, les divers organes, le plus généralement de texture peu consistante, molle, renfermés dans une des grandes cavités splanchniques (voyez ce mot, et *Trisplanchnique*). — Ainsi, le cerveau, le cœur, le poumon, l'estomac, la rate, la vessie, etc., sont des viscères. — On emploie souvent aussi le mot *Viscères* au pluriel, pour désigner les *Entrailles, les organes digestifs*.

Visqueux — se — adj. Ce qui est doué de viscosité, c'est à dire gluant, tenace. — Un liquide visqueux est celui qui offre ces propriétés.

Vitalité, subs. On entend en médecine par vitalité

le principe, la disposition par laquelle les corps organisés, sont susceptibles d'opérer les mouvements, les actions qui constituent la vie. — La vitalité est différente de la vie, comme la faculté d'agir est différente de l'action.

Volatilisation, *subs*. Phénomène en vertu duquel, les matières qui en sont susceptibles, se transforment en vapeurs, ou en gaz. — On appelle encore volatilisation, l'opération qui a pour objet de déterminer ce phénomène.

Vomiturition, *subs*. Effort inutile pour vomir. — On désigne encore quelquefois sous ce nom, le vomissement de peu de matières, ou celui qui a lieu presque sans efforts, ou bien même, la simple envie de vomir. — Il est dans ce cas synonyme de *Nausée*.

Z.

Zoophyte, *subs*. On a donné ce nom, dont l'étymologie grecque, signifie *Animal-plante*, aux animaux composant la dernière classe du règne animal. — Ce sont des êtres animés, doués de la faculté de se reproduire par germes, par boutures; de se dessécher et de reprendre les caractères de la vie, ou de renaître en apparence, par le contact de la lumière, et de l'humidité. — Ils ne peuvent exister que dans les liquides, au milieu même de leur nourriture, et le plus souvent, ils sont, dès leur naissance, adhérents et fixés sur des corps solides, et par conséquent presque inaptes à produire aucun mouvement.—Plusieurs n'ont pas de véritable tube alimentaire, mais un simple sac à un ou plusieurs orifices, destinés tout à la fois à l'entrée et à l'issue des substances dont ils se nourrissent; d'autres les absorbent par des pores extérieurs.

Cette classe d'animaux toute voisine des plantes, par son organisation, et ses fonctions, sert, dans l'étude de l'histoire naturelle, de transition, entre les animaux et les plantes, et occupe le dernier degré de l'échelle de la Zoologie (partie des Sciences naturelles qui traite des animaux).

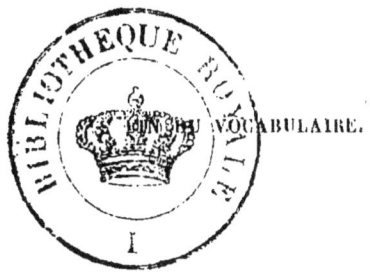

VOCABULAIRE.

TABLE GÉNÉRALE DES MATIÈRES.

TROISIÈME PARTIE.

HYGIÈNE.

	Pages.
HYGIÈNE — Sommaire.	7
CHAPITRE I Avertissement. — Division. — Plan.	9
— II Première classe. I. CIRCUMFUSA, ou choses environnantes.	16
1° Air atmosphérique du littoral.	17
2° Matières qui sont dissoutes ou disséminées dans l'air atmosphérique.	17
3° Exposition de la plage.	18
4° Du sol de la plage.	19
5° De l'habitation.	20
6° Température. — Ses changements naturels.	21
— III Deuxième classe. — II. APPLICATA, ou choses appliquées à la surface du corps.	23
1° Vêtements ordinaires en général.	23

TABLE GÉNÉRALE

		Pages.
CHAPITRE	2° Usage de la laine sur la peau	27
	3° Coiffure.	28
	4° Chaussure.	31
	§ Remarque relative aux personnes affectées de cors aux pieds.	33
	§ Remarque à l'occasion du contact avec le corps, des vêtements imprégnés d'eau de mer.	36
	5° Vêtements de bain.	39
	6° Du lit.	39
	7° Des cosmétiques.	40
	8° Soins de la chevelure.	41
	9° Massage.	44
	10° Frictions.	44
	11° Onctions.	44
	12° Applications médicamenteuses externes.	45
—	IV Troisième classe. III. INGESTA, ou choses destinées à être introduites dans le corps, par les voies alimentaires.	47
	§ Du régime. — Alimentation en général.	47
	A. Aliments.	49
	1° Aliments animaux. — Viandes.	49
	2° Poissons, coquillages, mollusques.	51
	3° Aliments végétaux.	55
	4° Fruits.	56

DES MATIÈRES. 39

Pages.

CHAPITRE	5° Préparation des aliments, — Assaisonnements.	56
	B. Boissons.	57
	1° Eau pure.	57
	2° Infusions aromatiques aqueuses.	58
	3° Bouillons.	60
	4° Liqueurs fermentées, légèrement acides, et alcooliques.	63
	5° Liqueurs alcooliques.	64
	6° Remèdes de précaution non évacuants.	65
— v	Quatrième classe. IV. EXCRETA ou choses destinées à être rejetées hors du corps.	67
	ÉVACUATIONS. 1° Continuelles.	68
	2° Journalières.	69
	3° Périodiques.	69
	4° Extraordinaires. — Irrégulières.	70
	5° Artificielles.	71
	6° Médicamenteuses.	71
— vi	Cinquième classe. V. GESTA, ou actions et fonctions qui s'exercent par le mouvement volontaire des muscles et des organes.	74
	I. VEILLES.	74
	II. SOMMEIL.	75
	III. EXERCICES.	77
	A. *Exercices actifs*.	77
	§. Locomotion ou mouvement général.	78

		Pages.
CHAPITRE	1° Promenade.	78
	2° Pêche.	80
	3° Chasse.	82
	4° Danse.	84
	5° Escrime, maniement du bâton, escarpolette, etc.	87
	6° Exercices partiels de quelques organes.	88
	B. *Exercices passifs.*	88
	Promenades en barque.	89
	C. *Exercices mixtes.*	94
	IV. REPOS, ET OCCUPATIONS SÉDENTAIRES.	95
— VII.	Sixième classe. VI. PERCEPTA, ou fonctions et impressions qui dépendent de la sensibilité, et de l'organisation des nerfs.	99
	A. *Sentiment des besoins physiques.*	99
	1° De la faim.	100
	2° De la soif.	101
	§ Nombre de repas par jour.	103
	B. *Sens externes.* — *Sensations.*	104

FIN DE LA TROISIÈME PARTIE.

QUATRIÈME PARTIE.

VARIÉTÉS.

	Pages.
VARIÉTÉS. — Sommaire.	113

SECTION I.
CHAPITRE I. Bains des enfants. 115
— II. Bains des personnes faibles, nerveuses, ou à peau très irritable. 121

SECTION II.
— III. Accidents qui peuvent résulter de l'usage des bains de mer. 123
    A. *Accidents dépendant du séjour sur le littoral.* 124
    Excitation générale. 124
    B. *Accidents dépendant de l'usage même des bains.* 126
    1° Phénomènes exagérés de stimulation de tous les systèmes de l'économie. 127
    2° Accidents dépendant du bain froid. 127
    3° Rougeurs par plaques. — Urticaire. — Erythême. 128
    4° Douleurs musculaires. 128
    5° Excitation spéciale du système nerveux encéphalique. 129
    6° Trouble des fonctions digestiv. 131

		Pages.
CHAPITRE	7° Ensemble de phénomènes généraux, assez graves en apparence.	135
	8° Indigestion. — Syncope. — Evanouissement.	143
	SECTION III.	
— IV	Des hydrophytes, de leur collection et de leur préparation.	147
	§ I. Des thalassiophytes et des hydrophytes.—Des herbiers algologiques.	149
	§ II. Herborisations. — Collection des hydrophytes. — Leur choix.	153
	§ III. Préparation et conservation des hydrophytes.	156
	1° Dessaler la plante.	156
	2° Opérer la dessication sans retrait.	157
	3° Déterminer son adhérence au papier sur lequel elle doit rester fixée.	160
	§ IV. Application artistique des hydrophytes, à la confection de dessins, paysages, etc.	165
	§ V. Dessication et conservation provisoire des hydrophytes.	169
	SECTION IV.	
— V	Aperçu sur les côtes, envisagées sous leur point de vue géologique et minéralogique.	178
	§. Manière de recueillir les divers fossiles.	180
—	SECTION V.	

	Pages.
CHAPITRE VI. Des coquilles marines, et des ouvrages artistiques qu'on peut composer avec elles.	182
SECTION VI.	
— VII. Chasse aux oiseaux de mer. — Manière de les prendre vivants.	191
SECTION VII.	
— VIII. Moyens divers de conservation des oiseaux, pour pouvoir les emporter au loin. — Un mot sur leur taxidermie, et sur leur préparation par le procédé Gannal.	200
§ I. Comment on doit les conserver vivants.	201
§ II. Moyens de les conserver morts.	203
§ III. Soins préparatoires.	204
§ IV. Excoriation ou dépouillement des oiseaux.	206
§ V. Desséchement et conservation provisoire de la peau.	209
§ VI. Conservation des oiseaux, par le procédé de M. Gannal.	211
1° Préparation du liquide à injection.	211
2° Mode opératoire.	212
3° Du placement des yeux artificiels.	214
4° Moyen de donner une pose à l'oiseau.	216
5° Modification relative aux oiseaux de grande taille.	217

		Pages.
CHAPITRE	SECTION VIII.	
— IX.	De la submersion. — Des diverses causes de mort dans ce cas.	219
	§ I. *Premier genre.* Dans la submersion, la mort peut survenir primivement par le cœur.	225
	§ II. *Deuxième genre.* Dans la submersion, la mort peut survenir primivement par le cerveau.	230
	§ III. *Troisième genre.*—Dans la mort par submersion, le poumon peut être le point de départ de tous les accidents.	236
	A. Première variété.	237
	B. Deuxième variété.	238
	SECTION IX.	
— X	Des premiers secours à donner aux individus en danger de mort par suite de submersion.	252
	§ I. ORDRE PREMIER.	
	Moyens généraux.	254
	§ II. ORDRE DEUXIÈME.	
	Moyens spéciaux.	273
	1° Saignées.	274
	2° Insufflation de l'air dans le poumon.	275
	3° Laryngotomie, Trachéotomie, Bronchotomie.	277
	4° Acupuncture simple.	279

DES MATIÈRES.

		Pages.
CHAPITRE	5° Stimulation directe du cœur.	280
	6° Compression de l'aorte abdominale.	281
	7° Electricité, Galvanisme.	282
	8° Ventouses.	284
	9° Cautérisation.	285
—	XI Des boîtes de secours. — Détail des objets qu'elles doivent renfermer, en suivant l'ordre dans lequel on doit, généralement, employer chacun d'eux.	286
CHAPITRE	XII et dernier. Dernier conseil.	290
	POST-FACE.	295

FIN.

VOCABULAIRE des termes techniques employés dans cet ouvrage, et des expressions peu familières aux gens du monde.	303
TABLE.	393
ERRATA du premier volume.	
ERRATA du deuxième volume.	

ERRATA.

PREMIER VOLUME.

Pages	lignes	au lieu de :
5	13	supprimez le zéro après +.
21	5	*saissement*, lisez : saisissement.
22	24	*idyosyncrasies*, lisez : idiosyncrasies.
81	16	après les mots *acide sulfurique*, ajou-[tez : à l'état de combinaison.
85	10	après *ont*, ajoutez : accidentellement.
85	12	après les mots *la mer*, ajoutez : parfois.
143	11	après *grammes*, mettez un point.
188	2	*résullat*, lisez : résultat..
188	13	après le 6me mot, supprimez l'i renversé.
188	23	*propremnnt*, lisez : proprement.
200	1	*contre indiqueront*, lisez : contre-indi-[queront.
229	5	*la vaporisation*, lisez : l'évaporation.
229	9	*combiné*, lisez : mélangé.
237	16	après *pour*, ajoutez : en.
238	14	après le dernier mot *des*, à la fin de la [ligne, ajoutez : sortes de

Pages	lignes	au lieu de :
270	3	*toute*, lisez : tout.
284	16	*Caracciolo*, lisez : Caraccioli.
292	20	*heure*, lisez : l'heure.
314	16	*réfringent*, lisez : réfléchissant.
389	1	*placé*, lisez : placée.
390	26	*une*, lisez : l'une.
400	25	*clair-voie*, lisez : claire-voie.
401	16	*id.* lisez : id.
434	13	*calorification*, lisez : caloricité.
434	16	*id*, lisez : id.
445	8	*desengorger*, lisez : dégorger.
449	19	; mettez une virgule.

FIN DES ERRATA DU PREMIER VOLUME.

ERRATA.

DEUXIÈME VOLUME.

Pages	lignes	au lieu de :
17	9	*le*, lisez : la.
22	13	*réfraction*, lisez : réflection.
24	13	*de les*, lisez : d'en.
28	9	*qu'il*, lisez : dont il.
29	11	après *élégantes*, mettez une virgule.
30	26	*cette*, lisez : cet.
39	10	*prévu*, lisez : pourvu.
43	8	au lieu de ; mettez :
4	22	*concoure*, lisez : concourt.
50	3	*dans*, lisez : en.
71	11	*sur-excitation*, lisez : partout surexcita-[tion.
84	21	*Therpsichore*, lisez : Terpsichore.
86	12	*tarde*, lisez : tardent.
90	13	*tous*, lisez : tout.
131	20-21	*ne vienne*, lisez : vienne.
132	14	*cet accident*, lisez : ces accidents.
170	9	*sels marins*, lisez : sel marin.
185	6	*Anatif*, lisez : Anatife.

Pages	lignes	au lieu de :
192	16	*intriquées*, lisez : imbriquées.
196	16	*unies*, lisez : uni.
197	10	*piquant*, lisez : fixant.
210	11	*doloirs*, lisez : doloires.
213	4-5-12	*syphon*, lisez : siphon.
217	18	*favoriser*, lisez : faciliter.
232	13	*intensement*, lisez ; intensivement.
245	12	*aesophage*, lisez : œsophage.
246	14	*id.*, lisez : id.
274	9	au lieu de ; mettez :
276	19	*interstitiel*, lisez : intersticiel.
296	24	*qu'après tout*, lisez : que.

FIN DES ERRATA DU DEUXIÈME ET DERNIER VOLUME.

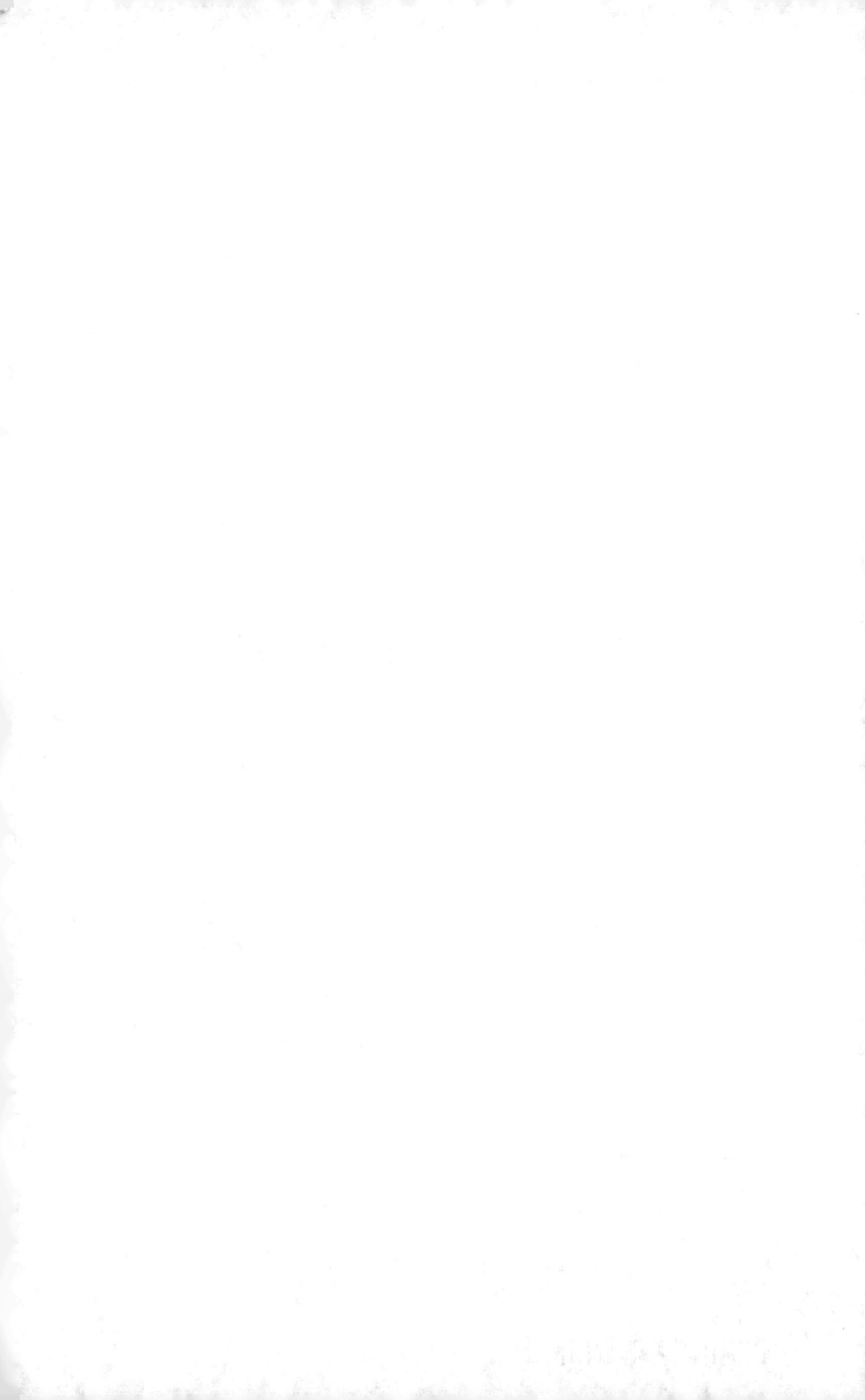

www.ingramcontent.com/pod-product-compliance
Lightning Source LLC
Chambersburg PA
CBHW071912230426
43671CB00010B/1573